Seine & Oise
116

LA MALARIA

des

ARMÉES EN CAMPAGNE

PAR

Le Docteur GRALL
MÉDECIN INSPECTEUR GÉNÉRAL DU SERVICE DE SANTÉ
DES TROUPES COLONIALES

Avec 23 figures dans le texte.

AF458499

PARIS
LIBRAIRIE J.-B. BAILLIÈRE ET FILS
19, RUE HAUTEFEUILLE, 19
1918

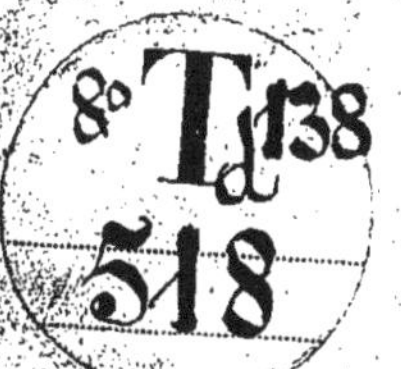
8° Td138
518

LA MALARIA

des

ARMÉES EN CAMPAGNE

8° Td 138 518

A LA MÊME LIBRAIRIE

Traité de Pathologie exotique

CLINIQUE ET THÉRAPEUTIQUE

PUBLIÉ EN FASCICULES SOUS LA DIRECTION DE MM.

Ch. GRALL
Médecin inspecteur général du service de santé des troupes coloniales.

CLARAC
Médecin inspecteur du service de santé des troupes coloniales.

1910-1918, 8 fascicules grand in-8, de 250 à 500 pages, avec figures.

Paludisme, par GRALL et MARCHOUX. 1910, 565 pages, 140 figures. 12 fr.

Parapaludisme et Fièvre des pays chauds, par GOUZIEN, HÉBRARD, CH. GRALL, CAMAIL, THIROUX, MATHIS, LÉGER, GAIDE, LEBŒUF, THIBAULT. 1911, 378 pages.................................... 10 fr.

Dengue, Fièvre jaune, Choléra, Maladie du Sommeil, par REBOUL, CLARAC, SIMOND, MÉTIN, MARTIN, LEBŒUF. 1911, 406 pages, 62 figures. 10 fr.

Maladies de l'Appareil digestif. Dysenteries et Diarrhées, etc., par GRALL, MATHIS, LÉGER, 1918, 1 vol. in-8........................ 15 fr.

Intoxications et Empoisonnements, Béribéri, par HÉBRARD, GAIDE, CLARAC, LASNET, BOYÉ. 1911, 452 pages, 134 figures............... 12 fr.

Maladies parasitaires aux colonies. Peste, par LEBŒUF, MATHIS, LÉGER, NOC, CLARAC, RIGOLLET. 1913, 450 pages.......... 12 fr.

Maladies de la Peau exotiques, par SALANOUE-IPIN, BOUFFARD, GAIDE, MARCHOUX, MARTIN. 1918, 1 vol. in-8................... 15 fr.

Maladies chirurgicales et Maladies générales aux Colonies.

Hygiène de l'Indo-Chine, par CH. GRALL. 1908, 1 vol. gr. in-8 de 483 pages, avec 4 planches et 72 figures........................ 12 fr.

Maladies exotiques, par les Drs NETTER, MOSNY, DESCHAMPS, THOINOT, WURTZ, VAILLARD, HALLOPEAU, JEANSELME, GUIART, LANCEREAUX et RICHARDIÈRE. 7e *tirage*. 1914. 1 vol. gr. in-8 de 439 pages, avec 29 figures.. 8 fr.

Paludisme et Trypanosomiase, par LAVERAN, membre de l'Institut et de l'Académie de médecine. 7e *tirage révisé*. 1914, 1 vol. gr. in-8 de 150 pages, avec 16 figures.................................... 3 fr.

Étiologie et prophylaxie des Maladies transmissibles par la peau, par ACHALME, SERGENT, MARCHOUX, SIMOND, THOINOT, RIBIERRE, LEVADITI, JEANSELME, MOUCHOTTE. 1911, 746 pages, avec 199 figures 16 fr.

Étiologie et prophylaxie des Maladies transmissibles, par JEANSELME, KELSCH, THOINOT, RIBIERRE, RENAULT, DOPTER, CLAIR. 1912, 1 vol. gr. in-8 de 400 pages.................................. 8 fr.

Hygiène coloniale, par ALLIOT, CLARAC, FONTOYNONT, KERMORGANT, etc. 1907, 1 vol. gr. in-8 de 560 pages, avec 69 figures et 3 planches coloriées .... 12 fr.

Le Paludisme au Sénégal, par A. THIROUX et D'ANFREVILLE. 1908, gr. in-8, 60 pages, avec figures et 1 planche coloriée.................. 5 fr.

Mouches et Choléra, par CHANTEMESSE, professeur à la Faculté de médecine de Paris, inspecteur général des services sanitaires, et BOREL. 1906, 1 vol. in-16 de 96 pages, avec carte, cartonné................ 2 fr.

Moustiques et Fièvre jaune, par CHANTEMESSE et BOREL. 1906, 1 vol. in-16 de 96 pages, avec 2 cartes, cartonné........................ 2 fr.

Diagnostic et Traitement des Maladies infectieuses, par le Dr J. SCHMITT, professeur à la Faculté de médecine de Nancy. 1902, 1 vol. in-16 de 504 pages, cartonné...................................... 6 fr.

Guide pratique pour la Désinfection, par ROSENAU (J.), ALLAN (F.-J.) et VIDAL (J.). 1905, 1 vol. in-18 de 394 pages, avec 103 figures, cartonné .... 5 fr.

Prophylaxie internationale et nationale, par le Dr Paul FAIVRE, inspecteur général adjoint des services administratifs du ministère de l'Intérieur. 1908, 1 vol. gr. in-8 de 196 pages, avec 18 figures............. 5 fr.

LA MALARIA

des

ARMÉES EN CAMPAGNE

BIBLIOTHÈQUE NATIONALE R.F.

PAR

Le Docteur GRALL
MÉDECIN INSPECTEUR GÉNÉRAL DU SERVICE DE SANTÉ
DES TROUPES COLONIALES

Avec 23 figures dans le texte.

PARIS
LIBRAIRIE J.-B. BAILLIÈRE ET FILS
19, RUE HAUTEFEUILLE, 19

1918

LA MALARIA

des

ARMÉES EN CAMPAGNE

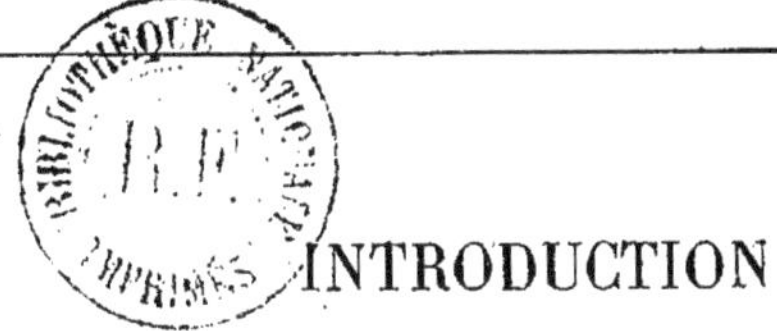
BIBLIOTHÈQUE NATIONALE R.F. IMPRIMÉS

INTRODUCTION

La *malaria* des armées en campagne, ce mot étant pris dans son sens extensif et littéral, est faite de *deux endémies* distinctes qui, dans ce milieu, prennent l'une et l'autre des allures franchement *épidémiées.*

Quand des « étrangers » en masses nombreuses séjournent temporairement dans une région insalubre, ils paient un lourd tribut aux endémies locales et dès l'arrivée, quand celle-ci se produit en dehors de la saison d'hiver, pendant toute la période estivo-automnale.

Il arrive même habituellement que, du fait de leur présence dans le pays, ces endémies augmentent très notablement de fréquence et de virulence chez les habitants ; elles prennent et conservent assez longuement, à la suite de ces migrations passagères, des allures franchement épidémiées.

Cette assertion se vérifie dans tous les pays coloniaux ; elle est également exacte pour toutes les régions qui bordent les rives de la Méditerranée, particulièrement dans *son bassin oriental.*

Le paludisme caractérise, dit-on, l'endémie ; il n'est pas cependant uniquement en action, il se double d'une seconde affection, « la dysenterie dite des pays chauds ».

L'*endémie palustre* est la plus apparente et la plus communément répandue de ces deux endémo-épidémies ; elle est nettement prédominante à la saison d'été où elle affecte des formes graves et particulièrement tenaces.

Mais, même à cette période, on s'aperçoit, quand on scrute

les faits avec le souci d'en dégager les conditions pathogéniques, que la part à attribuer à l'*endémo-épidémie dysentérique* est importante.

Celle-ci s'exagère notamment à l'automne et au début de l'hiver. Les médecins d'Algérie, de la campagne de Rome, de celle d'Italie avaient signalé que ces saisons étaient la période de recrudescence de la dysenterie ; l'observation se vérifie dans toutes les terres riveraines du bassin oriental de la Méditerranée.

Cette part n'est pas faite seulement ni même principalement des déterminations avérées et facilement reconnaissables qui se produisent du côté de l'intestin ; elle est fréquemment constituée par des troubles intestinaux passagers et frustes et surtout par les *localisations* qui se produisent et se reproduisent du *côté du foie*, au cours et à la suite des fièvres d'invasion et de rénovation.

On a tendance à n'attribuer à l'entamibe que les flux dysentériques ; c'est méconnaître son rôle pathogénique, c'est mettre sur le compte de l'hématozoaire des réactions morbides qui sont en dehors de son intervention ; c'est noircir le tableau clinique du paludisme de surcharges dont il faut rechercher la cause dans l'association des deux facteurs de l'endémo-épidémie en cours.

On a imputé à la médication quinique des insuccès qui tiennent surtout à ce que, une moitié du mal restant méconnue, le traitement est incomplet.

Dans la moyenne partie des cas, en effet, cette dysenterie ne se révèle que par des manifestations frustes. C'est elle cependant qui, après le rapatriement, préoccupera le malade et les médecins, car elle est longuement persistante, sinon dans ses manifestations dysentérique et diarrhéique, au moins dans ses séquelles ; c'est elle qui maintient l'invalidité du patient.

Elle peut, même après de longs mois, reprendre activité et évoluer vers un dénouement qui mettra en danger immédiat la vie du malade.

Elle ne rétrocède et ne guérit que par un traitement approprié.

Il importe donc au plus haut point de reconnaître et de délimiter la part qui revient à l'amibiase.

Le médecin appelé à donner ses soins sur place ou après retour au pays aux hommes qui ont vécu dans des régions malsaines, en milieu épidémié, devra toujours se poser la question : « Quelle est, dans la collectivité des cas, et quelle est dans chacun d'eux, la part à faire à l'amibiase intestinale ou hépatique? »

Il devra avoir toujours présente à l'esprit cette conception qu'au cours et à la suite des troubles intestinaux qui sont l'impression fugitive de la contamination amibienne (quelque atténuée qu'ait pu être cette manifestation), le foie est presque constamment atteint chez les impaludés soumis à des inoculations et à des réinoculations anophéliennes ; le paludisme épidémié donne activité et virulence à une amibiase qui, sans cette intervention, aurait pu rester fruste et même latente.

Les formes avérées de la dysenterie, les formes suppuratives de l'hépatite de même origine sont facilement reconnaissables.

Si souvent le diagnostic, en ce qui concerne la complication hépatique, n'est posé qu'à la période chirurgicale (abcès du foie, migration de cet abcès), cela tient à ce que beaucoup de médecins négligent de faire la part et le diagnostic de la lésion à ses débuts, antérieurement à la caséification et à la fonte du parenchyme.

Il n'est pas douteux cependant que, bien avant la période chirurgicale, s'écoule un long temps où l'amibiase existe, progresse, et est justiciable de la thérapeutique médicale.

Toutefois, le traitement, qui doit servir de pierre de touche, n'est réellement probant que si le praticien se conforme aux indications qui, depuis Rogers, font loi dans le traitement des dysenteries endémiques et de leurs complications.

En résumé, s'il est exact d'affirmer que dans la *malaria des armées*, le paludisme épidémié en est la caractéristique principale, il convient d'ajouter que l'amibiase, tant intestinale qu'hépatique, est également en action, le plus souvent en association avec le paludisme ; son importance devient de plus en plus évidente à mesure qu'avance la saison ; elle atteint, pour l'ensemble des cas, une proportion qui n'est jamais de moins d'un quart et qui peut dépasser, pour certains groupes, une moitié des malades.

Le lecteur ne trouvera, dans ce travail, ni l'étude des dysenteries avérées, ni celle de la période suppurative de l'hépatite, mais simplement la description des formes morbides de l'amibiase qui, évoluant concurremment avec le paludisme épidémié, et restant presque toujours méconnues dans le fracas du paludisme nous ont semblé devoir trouver leur place dans l'histoire médicale de la *malaria des armées en campagne*, ce terme étant pris dans le sens que nous avons défini.

Il nous sera permis de renvoyer le lecteur qui voudrait être complètement documenté sur les autres formes cliniques de l'amibiase au *Traité clinique de Pathologie exotique* (1).

(1) GRALL et CLARAC, Traité clinique de Pathologie exotique, fasc. I, *Paludisme.*

I. — *AMIBIASE HÉPATIQUE EN ASSOCIATION AVEC LE PALUDISME* (formes frustes).

Un certain nombre de palustres en cours de traitement dans les régions tropicales ou péritropicales et une forte proportion de ceux qui en proviennent présentent de véritables anomalies dans l'évolution de la courbe thermique.

Chez eux s'installe, en dehors et en outre des grands accès, une fièvre ou une fébricule continue : elle ne cesse qu'à de rares intervalles, elle présente des exacerbations et des atténuations très irrégulières (fig. 1 et 2).

La caractéristique de ces courbes, par opposition à celles du paludisme, est la suivante : les températures des journées intercalaires aux accès en série s'inscrivent à cheval sur la normale ou au-dessus, au lieu de se maintenir au-dessous de la normale d'une façon à peu près constante, comme on l'observe dans le paludisme.

Les températures vespérales oscillent autour de 38°, de 38°5, elles peuvent atteindre 39°, tandis que celles du matin sont, le plus souvent, sous-fébriles... 37°4, 37°6, 37°8, 38°.

Quand il s'agit de la juxtaposition d'un paludisme récent à type quotidien et de la détermination hépatique, l'aspect de la courbe est, pendant des jours nombreux et suivis, celui que donnerait la succession prolongée d'accès quotidiens qui, au lieu de se limiter à une série de 4 à 5 (chiffre maximum dans l'évolution normale des rechutes du paludisme récent), se reproduiraient huit, dix et douze jours avec une assez grande régularité dans les maxima et les minima (fig. 2).

Quand il s'agit, au contraire, de paludisme vieilli à type tierce, la courbe est plus inégale. On est tenté de croire, d'après la succession des clochers et des chutes, qu'il s'agit, à certains moments, d'accès tierces ou quartes, en séries enchevêtrées, à d'autres moments d'une reprise anormalement et irrégulièrement prolongée d'accès quotidiens (fig. 3).

Ces manifestations sont rapportées par le médecin à l'in-

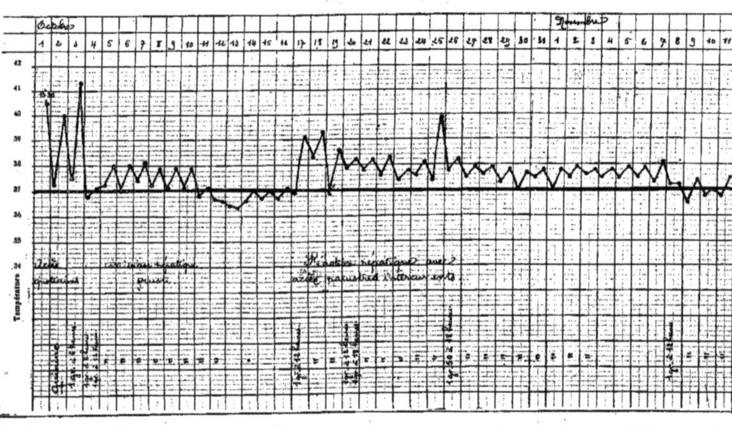

Fig. 1. — Paludisme quotidien et amibiase, la quinine est sans action.

fection palustre; elles neretiennent pas son attention et le malade ne s'en plaint pas, les considérant comme de petits accès.

Elles coïncident souvent :

avec des transpirations profuses et une gêne douloureuse de l'hypocondre droit,

avec une tachycardie très accentuée,

avec, par moments, des périodes écourtées de diarrhée muqueuse ou muco-sanguinolente ;

Ces phénomènes intestinaux sont peu accusés et, le plus

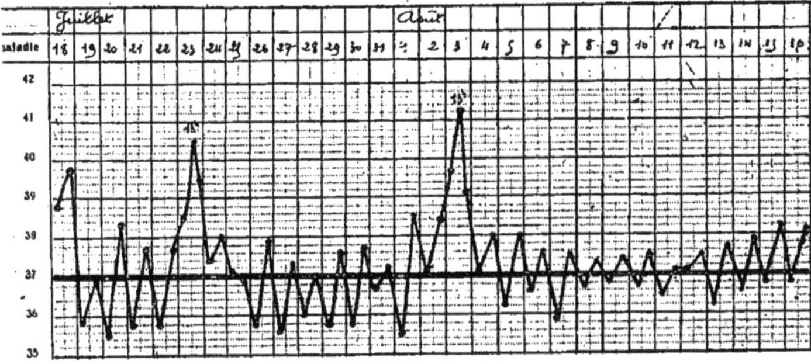

Fig. 2. — Paludisme quotidien et amibiase.

souvent, passagers ; ils peuvent être longtemps absents et coïncident surtout avec les crises fébriles du paludisme associé auquel il semble naturel de les rattacher.

On ne relève les *troubles dysentériques ou dysentériformes dans les antécédents du malade*, que par un interrogatoire serré, précis et méthodique. Comme ces déterminations intestinales ont pu ne pas être plus bruyantes qu'elles ne le sont à l'heure actuelle, il faut insister pour qu'il donne précision des atteintes et des rechutes successives dont il a, au reste, peu souffert.

Ne demandez pas au malade s'il a présenté ou s'il présente encore des manifestations de dysenterie. Il répondra que non, car, pour lui comme pour beaucoup de médecins, la dysenterie n'existe qu'en cas de flux abondamment sanguins, douloureux à l'extrême et entraînant une véritable spoliation. Il faut insister près de lui pour qu'il se rappelle que, fréquemment, il a présenté des selles assez nombreuses accompagnées de glaires, quelque peu teintées de sang. « Si elles se sont assez souvent renouvelées, elles ont, dit-il, peu duré ; elles n'ont pas déterminé réellement de la diarrhée. Ce fut à peine un dérangement de quelques jours auquel il a attaché d'autant moins d'importance qu'autour de lui nombreuses étaient les atteintes, sans qu'on songeât à s'en plaindre ou à demander conseil. »

Tels sont, en effet, dans la moyenne des cas, les symptômes des crises amibiennes du côté de l'intestin, au début de l'infection ; les caractères cliniques n'en sont pas plus accusés. Dans l'intervalle des paroxysmes s'installent des alternatives de constipation et de diarrhée brune, réduite à 2, 3 ou 4 selles dans la matinée, sans autre souffrance que quelques coliques passagères.

Le malade, peut-on dire, est dans la vérité en niant avoir, ou avoir eu, de la dysenterie et de la diarrhée véritable.

Il est une autre manifestation dont il ne songe pas à parler, malgré sa constance et sa persistance : c'est la *transpiration profuse*. Elle n'est pas passagère : elle s'observe toutes les nuits ou presque toutes les nuits et non plus par crises de quelques jours comme dans le paludisme franc : au lieu de durer quelques heures comme dans les accès palustres vrais, elle se prolonge la nuit entière et s'accuse surtout vers le matin. Ces sudations sont assez abondantes pour tremper le linge du malade, souvent ses draps et parfois ses couvertures ; ce sont des sueurs chaudes et qui n'ont d'autre désagrément que leur abondance. Elles sont particulièrement accusées quand l'hypertrophie porte du côté du dôme du foie et paraissent dues à des irritations qui se produisent du côté du diaphragme et des nerfs de voisinage.

Les hommes présentent une *teinte subictérique*, de la *perte d'appétit*, un *état nauséeux*. Ce sont les seules manifestations dont ils se plaignent.

La souffrance de l'organe hépatique ne se décèle qu'à l'examen direct :

La *pression* aux points phréniques, à la base de l'hémithorax... entre les scalènes... dans les espaces intercostaux... est nettement *douloureuse*.

Le foie est *augmenté* de volume dans son ensemble ; il distend manifestement l'hypocondre. On en a notion précise souvent à l'œil par la dilatation des parois et plus complètement encore à la palpation en masse de la région, palpation pratiquée par comparaison avec l'hypocondre opposé ou chez un malade voisin non suspect à cet égard.

L'hypertrophie peut porter plus particulièrement soit sur la partie inférieure, soit sur le dôme.

Elle se reconnaît, dans ce dernier cas, qui est le plus fréquent, à la percussion profonde du thorax en avant et à l'arrière : la matité hépatique remonte beaucoup plus haut que normalement.

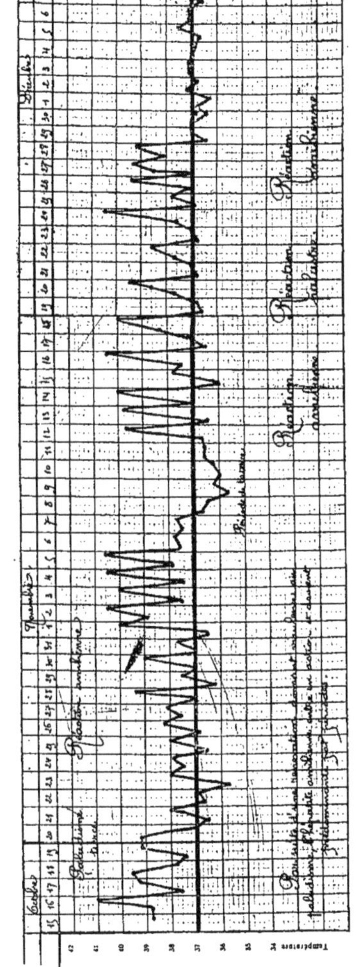

Fig. 3. — Paludisme tiercé et amibiase.

Cette percussion du foie tropical doit se pratiquer d'après

certaines règles : Pour retrouver du côté de l'abdomen l'organe hypertrophié, plus particulièrement dans son lobe gauche, il faut que la percussion se fasse de bas en haut et soit tout à fait superficielle de façon à ne pas faire résonner les anses du côlon que recouvre la tuméfaction hépatique. A la partie supérieure, du côté du thorax, qu'il s'agisse de la région antérieure ou postérieure, la percussion doit être profonde : il faut retrouver le foie au travers du poumon et arriver à supprimer la sonorité de cet organe, sonorité dont on se sera d'abord assuré par une percussion légère de façon à éliminer la pleurésie à laquelle on a pu songer.

La radiographie et la radioscopie donnent notation à peu près exacte de l'augmentation du volume du foie quand elle porte sur le lobe gauche ou le rebord inférieur droit, mais on n'en obtient qu'une vision obscurcie et contestable quand l'organe est hypertrophié dans sa partie moyenne et du côté de son dôme.

Il faut prendre soin d'interroger également l'*intestin*. Dans la très grande majorité des cas, même en dehors des crises aiguës ou subaiguës de dysenterie ou de diarrhée, il persiste dans des points nettement déterminés et qui correspondent aux deux angles du côlon transverse, sinon de la douleur spontanée, au moins une douleur provoquée à la moindre pression. Elle est très limitée, mais peut s'irradier surtout à gauche et est rapportée par le malade à la rate qui, cependant, n'est pas sensible à la pression même en masse.

Quand chez un malade qui provient des régions tropicales ou subtropicales, on trouve, au cours du paludisme *aigu*, en *dehors des crises de fièvres*, une tuméfaction persistante de l'organe hépatique, tuméfaction quelque peu douloureuse, quand surtout il existe dans les antécédents du malade de la diarrhée glaireuse avec rechutes fréquentes, bien que peu accusées et temporaires, le médecin est autorisé à porter le diagnostic d'*hépatite amibienne*.

Ce diagnostic s'affirmera encore plus nettement si le malade présente presque chaque nuit des sudations anormales, si les digestions sont, chez lui, lentes et douloureuses, si elles s'accompagnent de tachycardie, de gêne de la respiration.

Les sudations indiqueront la localisation de l'amibiase au dôme du foie, les troubles dyspeptiques et cardiaques devront faire penser à l'hépatisation du lobe gauche.

Il contrôlera son diagnostic par la recherche de l'entamibe végétative ou de ses kystes.

Un examen négatif, alors qu'il n'est qu'occasionnel, ne permet pas d'écarter le diagnostic posé par la clinique (1). Les données du laboratoire ne deviennent probantes que quand elles sont faites en séries prolongées, que le prélèvement des matières fécales a été pratiqué par l'observateur lui-même ou dans des conditions qui offrent toutes garanties, conditions que je n'ai pas à définir ici, mais qui sont d'observation stricte si on veut éviter des mécomptes.

Il se fait fréquemment une répercussion du côté de la plèvre et du côté du diaphragme, entraînant la toux quinteuse, *des sudations nocturnes profuses*, des douleurs vagues, de la sonorité skodique du sommet droit, tous indices que l'on est tenté de rattacher à la bacillose pulmonaire.

Au contraire, quand l'hypertrophie est accrue à la base du thorax et à la région épigastrique, on croit volontiers à des troubles d'entérite ou de gastro-entérite simple.

L'amibiase peut être méconnue si on ne s'enquiert pas des antécédents en les recherchant soigneusement et si on ne pratique pas méthodiquement l'examen de l'organe.

Dans l'amibiase, plus fréquemment et plus longuement que dans le paludisme, il existe, au point de vue parasitaire comme au point de vue clinique, de véritables intermissions

(1) Des examens en cours ont fourni la preuve que l'amibe végétative se rencontrait dans le plus grand nombre des cas (Aubert, *Annales de la société pathologique exotique*, 1917).

et même des périodes durables de latence; d'autant que cette localisation hépatique peut devenir temporairement silencieuse sous l'influence du repos et de certaines médications adjuvantes que l'on instaure contre la diarrhée, contre la dysenterie, contre la dyspepsie, contre l'élément gastro-bilieux.

En réalité, la symptomatologie apparaîtra toujours fruste à tous les praticiens qui n'ont pas « observé » aux colonies. Ils sont tentés de croire, d'après les descriptions classiques, à la constance de manifestations évidentes du côté du foie pour peu qu'il soit lésé. Ils ne sont pas prévenus que l'hépatite ne devient apparente que si la lésion progresse et évolue vers la phase suppurative, ce qui ne se produit qu'au bout d'un certain temps de cet état de malaise gastro-intestinal, à la période où les phénomènes de congestion subaiguë ont fait place à ceux que détermine la réaction dite inflammatoire, bien qu'il s'agisse réellement d'une lésion nécrotique sans phlegmasie vraie, constituée par la fonte des nodules de réaction amibienne qui se sont multipliés et qui se fusionnent pour former la poche en voie de mortification ou même abcédée.

Dans l'emploi du médicament spécifique, avons-nous dit, le médecin a la pierre de touche de son diagnostic, voici comment :

Cette fièvre irrégulière, intercalaire aux accès ou leur ayant succédé, disparaît facilement et rapidement par l'administration de l'émétine, pourvu que la suppuration ne se soit pas établie (fig. 4). Il faut et il suffit de la prescrire à dose active et en série suffisamment prolongée.

La dose du sel d'émétine sera de 4 à 8 centigrammes *pro die* en injection hypodermique. Une dose de plus de 8 centigrammes n'est pas nécessaire en dehors d'une très forte réaction ; une dose de moins de 4 centigrammes est sans action, même dans les formes atténuées.

On a, dans l'évolution de la courbe thermique, la signature

évidente de l'action du médicament et l'indication d'en prolonger ou non les doses fortes. Celles-ci seront maintenues jusqu'à ce qu'un abaissement des maxima vespéraux ait été obtenu. En moyenne, ce bénéfice est réalisé au troisième ou quatrième jour de la crise.

Tel est le traitement d'épreuve à l'entrée; il en est un autre qui s'impose à la sortie.

Le militaire amibien doit être conservé à l'hôpital jusqu'à disparition complète des parasites, mais il faut savoir qu'il s'établit, chez beaucoup de malades, en dehors de la guérison, des périodes prolongées de latence du parasitisme.

Pour obtenir un double effet thérapeutique et diagnostique, le médecin se trouvera fort bien de l'emploi répété deux à trois jours successifs de la décoction de racine d'ipéca en lavement.

Racine d'ipéca................	5 à 6 grammes.
Eau..........................	350 à 400 grammes.

Faire bouillir jusqu'à réduction à 200 ou 250 grammes.

Ajouter XV à XX gouttes de teinture d'opium et donner en lavement.

Il est prudent de ne pas trop réduire le soluté, car les solutions fortes d'ipéca produiraient une action locale d'irritation qu'il faut éviter.

Ce lavement devra être conservé. Il aura pour résultat d'agir par ses principes actifs contre le parasitisme amibien et la toxémie ; il présentera en outre l'avantage de déterminer, si la guérison n'est pas définitive, une crise passagère de diarrhée muco-sanguinolente où il est facile de faire les prélèvements propices pour déceler la présence des entamibes et des kystes.

Comment et pourquoi ces manifestations restées si longtemps silencieuses ou tout à fait frustes prennent-elles acuité à la saison estivo-automnale ?

Nous n'y voyons qu'une raison : c'est que le paludisme de

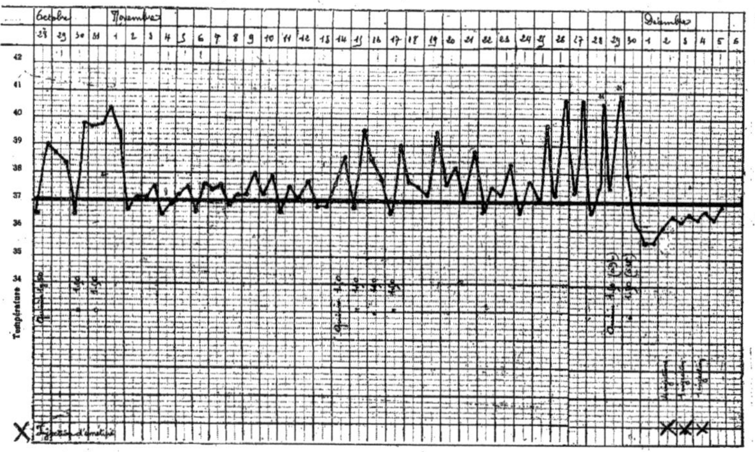

Fig. 4. — Paludisme tiercé avec complication hépatique. Action de l'émétine.

cette période de l'année, maladie à allures réellement épidémiques et infectieuses, donne très active virulence à l'infection amibienne et notamment à ses déterminations hépatiques.

Il est une autre conclusion à en tirer, c'est qu'il est bien

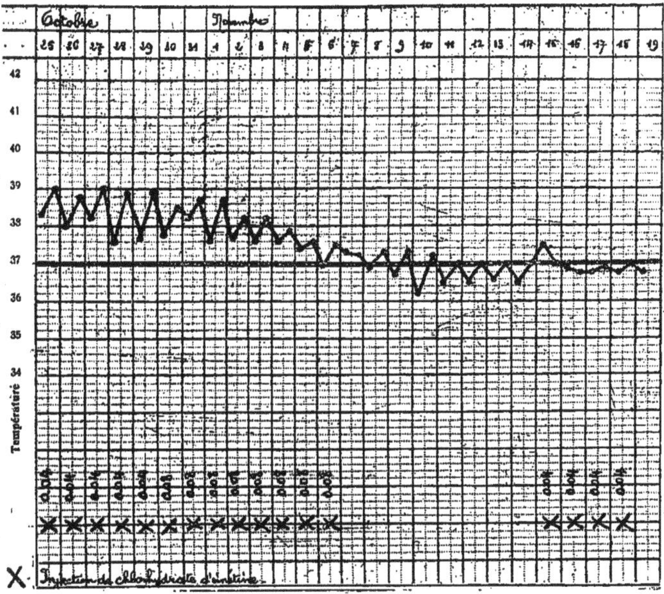

Fig. 5. — Dysenterie. Hépatite dysentérique. Action de l'émétine.

rare que le foie ne soit pas atteint chez les palustres, dès qu'il y a du parasitisme amibien, bien que les accidents hépatiques n'évoluent de façon évidente que sous une influence occasionnelle : (très active dans le paludisme épidémié qui reprend virulence à chaque crise).

Nous avons, de la sorte, explication des processus nécrotiques et suppuratifs qui se font chez les coloniaux et les Africains à très longue distance de la contamination première, ainsi que des réveils qui peuvent se faire chez eux du côté de l'intestin après une très longue latence.

Si nous avions occasion de faire ici l'étude des dysenteries associées (bacillaire et amibienne), nous dirions combien la bacillose affecte de gravité quand elle évolue sur un terrain parasité par l'amibe. Elle prend presque d'emblée les allures d'une dysenterie septicémique et hémorragique (1).

Nous indiquerions, d'autre part :

Combien souvent cette bacillose dysentérique, alors même qu'elle rétrocède, donne activité à des lésions amibiennes restées torpides jusqu'à cette date et les fait aboutir rapidement à l'abcès hépatique.

Combien plus fréquemment encore elle détermine des lésions étendues et chroniques qui se traduisent par des diarrhées prolongées et réellement cachectiques.

Le cas s'est présenté aux Dardanelles et à Salonique, à titre exceptionnel. Il deviendra plus fréquent à mesure que les groupes prolongeront leur séjour en Macédoine.

Ajoutons que cette étude établit la fréquence de l'amibiase dans la pathologie de l'armée d'Orient et plus particulièrement dans les groupes qui ont servi antérieurement aux Dardanelles. Chez ces derniers, quand le paludisme est devenu grave, la réaction d'amibiase hépatique s'est montrée chez plus d'une moitié des malades.

Il importe, au point de vue de la médecine publique, que ces amibiens ne rejoignent leur famille ou ne soient rendus à leur dépôt qu'après traitement approprié.

Il reste à formuler une dernière indication, c'est de renoncer à prendre chez ces malades les températures rectales pour éviter la dissémination du parasite par des thermomètres dont la stérilisation est difficile à obtenir.

(1) Voir Grall et Clarac, *Traité de pathologie exotique*, l'article *dysenteries associées*.

II. — PALUDISME ÉPIDÉMIÉ

Pendant la période estivale, juillet, août, septembre et jusqu'à la mi-octobre, le paludisme paraît occuper à lui seul la scène morbide, tellement ses manifestations sont multipliées, bruyantes et rebelles.

Ce paludisme réellement *épidémié* a été celui de toutes les armées en campagne sur le littoral oriental et occidental de la Méditerranée, comme aux colonies de l'Afrique et de l'Extrême-Orient.

Il a surpris les observateurs :

par la multiplicité des cas ;

par leur gravité et leur ténacité ;

par la faillite, au moins apparente, de la prophylaxie et de la thérapeutique quiniques ;

toutes caractéristiques observées dans les épidémies antérieures mais totalement ignorées du public médical car elles n'ont été relatées que dans des monographies qui n'ont trouvé que très peu de lecteurs au grand dommage de nos trldats.

1. — *Étude clinique.*

A. — Formes fébriles du paludisme d'invasion.

On observe dans l'évolution du paludisme aigu (quelle que soit l'atténuation ou l'exagération des premières infections et de celles qui se succèdent) deux groupes de manifestations fébriles :

a. *des fièvres continues.*

b. *des fièvres d'accès.*

Ce sont faits corrélatifs, mais distincts qui présentent dès leur phase initiale et conservent dans tout leur décours des caractéristiques en quelque sorte opposées (fig. 6) :

a) Les déterminations conditionnées par les inoculations

et les réinoculations anophéliennes évoluent sous forme de *fébricules* ou de *fièvres pseudo-continues.*

Ces accidents sont le corollaire obligé de la multiplication dans la circulation générale, par bipartition directe, des mérazoïtes qu'y a introduites l'anophéline. Ils ne suivent

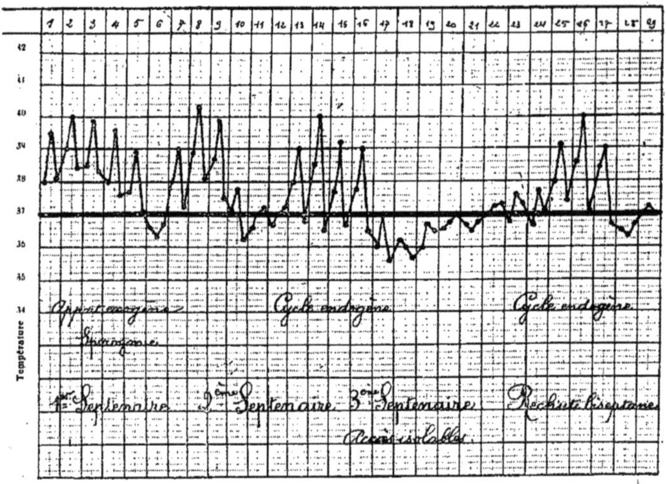

Fig. 6.

pas immédiatement l'infection et débutent moyennement après une incubation de douze à quinze jours qui reste silencieuse quand il s'agit réellement d'une manifestation de première invasion.

Chez les « anciens » ou même chez ceux qui ont subi l'imprégnation vernale, cette période d'incubation se traduit par des accès qui sont la reviviscence du paludisme antérieur, alors même qu'il est resté fruste au point d'avoir été méconnu.

Bien que les inoculations soient de chaque jour, le sang de l'impaludé, à partir de la date où s'est faite cette infection, paraît devenir « schyzolitique » pour tout nouvel apport extérieur. Cette action constitue l'immunité contre les inoculations anophéliennes, mais elle n'est pas de longue durée.

Il se produit au cours de la même endémo-épidémie des

réinfections successives et on observe de vraies *récidives* au cours du traitement, pour peu que se prolonge à l'hôpital le séjour du malade.

Précisons dès maintenant, sauf à y revenir plus longuement, que si, pendant un certain temps, le sérum du malade est immun contre l'apport anophélien, il ne l'est pas contre les formes de résistance et n'empêche pas les rechutes d'évolution endogène.

b) Les déterminations qui correspondent à l'évolution schyzogonique du parasite et sont la traduction de la vie endogène de l'hématozoaire, se reproduisant longuement et périodiquement dans l'économie, se présentent à l'observation sous forme constante de *fièvres d'accès*.

Ces « fièvres » sont à périodicité *quotidienne* pendant les premiers mois de l'intoxication et représentent ce même type quand se produit chez un palustre déjà ancien une rénovation active de l'infection; elles sont à périodicité *tierce* quand le paludisme date de l'endémo-épidémie précédente ou lui est antérieur et qu'il n'est pas rénové ou n'est qu'incomplètement rénové au cours de l'année.

Il paraît acquis que ce type tierce peut s'établir vers les premiers mois d'hiver chez un certain nombre des malades qui ont subi l'imprégnation endémique dès le printemps de l'année en cours.

La fièvre tierce ne peut jamais être la détermination initiale, ni même précoce, de l'imprégnation palustre. Elle survient toujours secondairement, à quelques mois ou à plus d'une année de distance des manifestations d'invasion, mais celles-ci, pour les raisons que nous allons passer en revue, sont souvent inaperçues ou méconnues (1).

(1) Nous estimons avoir trouvé la preuve clinique et parasitologique de la vérité de la doctrine de Laveran dans les faits observés à Salonique et suivis dans les hôpitaux de France. Chez tous, la fièvre tierce a été précédée d'une première période : « fièvre ou fébricule continue » et d'une seconde : accès quotidiens.

Fièvres des apports anophéliens.

Ces manifestations varient beaucoup dans leurs éclats et leur durée suivant la période de l'année et suivant la virulence des atteintes (fig. 7).

On peut dire cependant qu'en toute occurrence, elles pré-

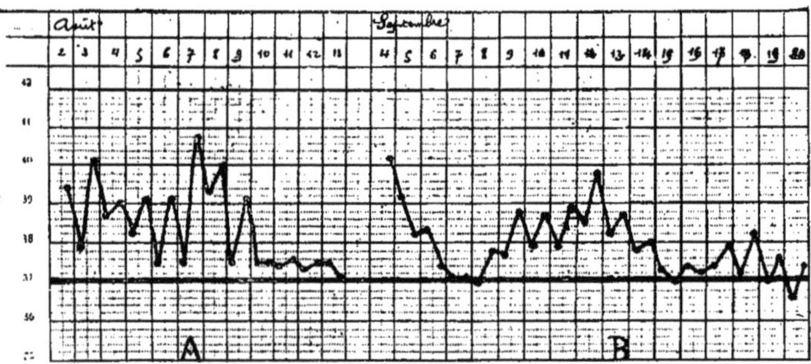

Fig. 7. — Fièvre continue palustre d'invasion et de rénovation (forme légère).

A, fièvre continue palustre d'invasion.
B, fièvre continue palustre de rénovation.

sentent plus ou moins accusés et plus ou moins bruyants les symptômes ci-après :

1. Une courbature asthénique qui est, avec la céphalée concomitante, le phénomène initial et reste souvent le seul dont le malade ait nettement conscience et souvenir.

2. Une fièvre d'allure spéciale — on pourrait dire spécifique — elle diffère dans sa marche et dans ses horaires de celles que l'on observe dans les maladies sporadiques et les autres affections infectieuses ; elle se distingue des fièvres d'accès du paludisme schyzogonique en ce qu'elle ne présente pas d'intermittence vraie.

3. Un état gastrique qui s'installe tardivement et se prolonge au delà de la réaction fébrile. Il est peu accusé, bien que persistant, dans les fièvres d'invasion. Il s'exagère quand il s'agit de la rénovation d'un paludisme d'une certaine ancienneté.

C'est *l'élément gastrique ou gastro-bilieux* des anciens observateurs qui avaient nettement reconnu et précisé que ces fièvres d'infection et de réinfection palustres étaient constituées par un « élément rémittent » et par un « élément gastro-bilieux », plus accusés dans les fièvres d'automne que dans celles de l'été.

Ils oubliaient de noter que ces malades de l'automne

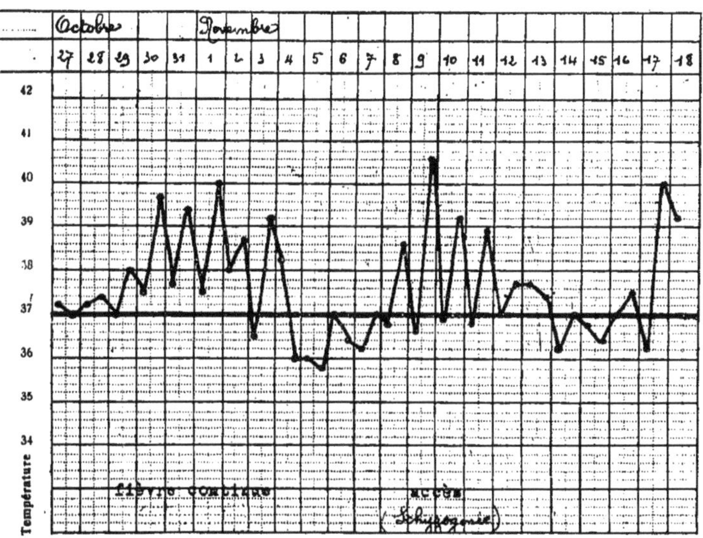

Fig. 8. — Fièvre continue palustre d'invasion (forme légère).

avaient subi, sous forme avérée ou fruste, l'imprégnation malarienne dès les premières semaines de l'endémo-épidémie en cours; ils ajoutaient que le dit « élément gastro-bilieux » était le fait prédominant dans le personnel venant d'Algérie.

« Un élément gastrique avec disposition à l'intermittence « prédominait chez les malades d'origine africaine... un état « inflammatoire avec tendance à la putridité chez les prove « nants de France (1). »

(1) Cazalas, Maladies de l'armée d'Orient.

Précisons, ce que ne pouvaient faire nos devanciers, que les phénomènes dits gastriques et surtout entériques ne s'observent que passagèrement chez les palustres francs quand l'intoxication est récente, et que leur persistance au delà des crises fébriles est due à une association amibienne.

Formes atténuées et frustes des fièvres d'invasion (fig. 8).

Ces formes sont importantes à connaître et à dépister en doctrine comme en pratique.

— Dans l'Europe centrale et méridionale (l'Italie du sud, la Grèce et les pays balkaniques exceptés), les manifestations morbides d'apport exogène passent presque constamment inaperçues en raison de leur peu de gravité et de leur peu de durée.

L'histoire de la maladie, qu'il s'agisse de la fièvre initiale ou de celle qui se produit chez les palustres anciens, quand se sont faites chez eux des réinfections actives, paraît commencer aux accès de l'évolution schyzogonique. Elle ne reçoit constatation et ne prend date, pour le médecin comme pour le malade, qu'à cette phase.

Il en est souvent de même, pendant la période vernale, dans les pays les plus notoirement insalubres. C'est ce qui s'est produit en Macédoine au cours des premiers mois de l'année 1916.

Embarras gastriques fébriles ; courbatures fébriles :

1916	Mars	225
	Avril	226
	Mai	301
	Juin	1 354

C'est ce qui s'était produit aux Dardanelles où le paludisme, comme l'amibiase, était resté fruste. Ces maladies ne sont devenues réellement apparentes que lorsqu'elles ont été rénovées en Macédoine.

On peut dire qu'à ces dates et dans ces circonstances, cette fièvre évolue comme une simple indisposition. Ce sont malaises plutôt que maladie réelle que souvent le patient porte sur pied.

Dans nos pays c'est à cette maladie ébauchée que se limitent les manifestations de l'invasion et de la rénovation du paludisme, en dehors de circonstances réellement anormales; comme celles dont Nepple a été l'historien, on comprend par suite qu'il n'en soit pas fait mention.

Les palustres n'ont souvent pas impression évidente de leur fièvre d'invasion, alors même qu'elle est élevée. Combien, à plus forte raison, est-elle ignorée d'eux et souvent du médecin quand les maxima excèdent à peine 38°5 à 38°8.

Quand il en est fait mention dans l'histoire du malade, il n'est parlé que d'*embarras gastrique fébrile* ou de *courbature fébrile;* le plus souvent, les hommes jetés en pleine action militaire ne songent pas à consulter pour des déterminations qu'ils considèrent comme des *malaises*.

Dans nos pays, seuls les maîtres de la médecine infantile y ont prêté attention et en ont précisé les relations pathogéniques.

Il importe cependant au plus haut point de dépister ces formes pour en instaurer le traitement dès cette période.

La triade symptomatique indiquée plus loin se retrouve même chez les malades les plus légèrement atteints.

Il faut en poursuivre attentivement la recherche par l'interrogatoire et l'examen direct du patient, quand il est en état de crise, et dans ses souvenirs quand cette crise initiale est passée et qu'il se présente pour fièvre d'accès.

Cette dernière circonstance est, dirons-nous, le fait habituel, car les patients ne s'inquiètent pas des fatigues anormales qu'ils peuvent ressentir et dont ils ne songent pas à se plaindre, quand leur attention n'est pas éveillée sur les déterminations frustes du paludisme d'invasion.

L'intoxication s'installe cependant et elle entraînera des invalidations nombreuses et prolongées si, dès cette période, on n'y prend pas garde.

Symptomatologie. — Elle est complètement différente de celle que les descriptions classiques prêtent au paludisme :

1. Pendant une période qui peut être de moins de sept jours et qui est normalement d'une dizaine de jours, les patients ont la sensation nette d'une courbature dou-

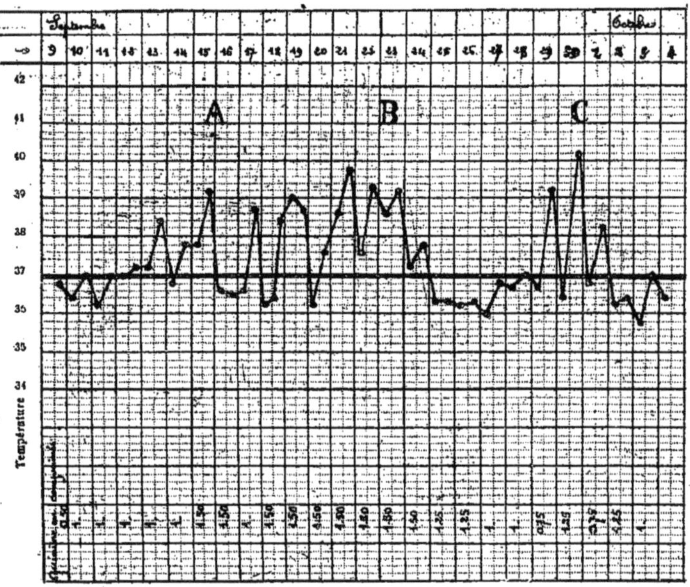

Fig. 9. — Paludisme tierce renové.

A, accès tierces chez un « ancien » (Algérien).
B, fièvre subcontinue, 4 jours.
C, accès quotidien en série.

loureuse et surtout asthénique, inexpliquée par les fatigues subies. « Elle leur coupe bras et jambes. »

Cette *asthénie courbaturale* est étendue à toutes les masses musculaires et est perçue principalement aux membres inférieurs et aux lombes ; elle s'accompagne d'une céphalée gravative. Courbature et céphalée se ressentent dès le matin, s'exagèrent notablement vers le milieu du jour, au point qu'à cette heure (qui est au reste celle de la sieste pendant la période des chaleurs), l'homme devient incapable d'un réel effort physique ou cérébral. Elles s'atténuent très sensiblement dans la soirée, vers les dix-huit ou vingt heures.

2. Que l'on prenne soin d'enregistrer les températures des malades et on constatera qu'elles sont sous-fébriles dès le matin, qu'elles sont nettement fébriles vers la méridienne et pendant les heures qui suivent et qu'elles se rapprochent de la normale, *sans y revenir*, quand la nuit est venue (voir fig. 7).

Cette rémission thermique vespérale coïncide avec celle des symptômes et il s'établit, relativement aux sensations de la matinée et de la journée, une véritable euphorie dont le malade garde le souvenir.

Disons, dès maintenant, que cette *fièvre avec détente vespérale* se retrouve dans toutes les manifestations que détermine l'infection palustre, quand elle n'est pas chronique et n'est pas compliquée par une association amibienne : elle en est, peut-on dire, la *caractéristique*.

Rappelons, sauf à y revenir, que chez les « anciens » (Algériens, coloniaux...), la période de fièvre subcontinue palustre est précédée, par suite de la reviviscence d'un paludisme qui était devenu latent, pendant une huitaine de jours, d'accès tierces qui étaient la manifestation antécédente (fig. 9).

3. Au troisième ou quatrième jour de ce malaise s'établit, chez les hommes venus directement de France, un *état gastrique* qui se prolonge au delà de la période fébrile, mais qui, quand il s'agit de cette catégorie de personnel, se borne à de l'inappétence et à quelques nausées, à des saburres des premières voies.

Chez les Africains et les coloniaux, autrement dit chez tous ceux qui ont subi antérieurement l'imprégnation palustre, ces accidents gastriques (vomissements répétés bilieux ou muco-bilieux) sont la manifestation prédominante. Ils se reproduisent presque journellement pendant les premiers jours : la bouche est amère, la langue très chargée. Cet état se maintient longuement à moins d'intervention thérapeutique. C'est surtout ici qu'il faut parler d'élément gastro-bilieux *que le médecin doit combattre avant toute autre intervention.*

Les manifestations du paludisme d'invasion se limi-

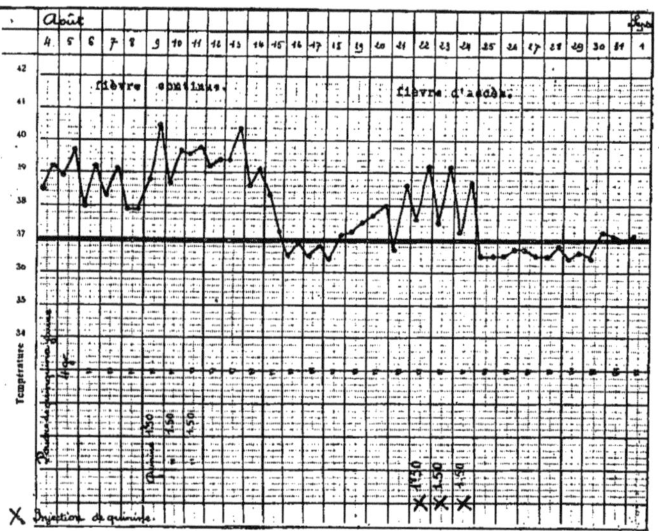

Fig. 10. — Paludisme d'invasion (forme grave).

tent à cette ébauche, en dehors des périodes estivales.

Dans ces formes légères, non plus que dans les formes graves, l'élément *intermittent et rémittent* n'apparaissent guère, quoiqu'on en ait dit.

Il n'est pas question d'un stade de frisson. C'est à peine si s'accuse chaque soir le stade de sueurs, vers la tombée de la nuit ; bien que réel, il est très passager... La fièvre est une fièvre chaude. Encore cette sensation de chaleur anormale n'est-elle pas une gêne sérieuse ou une préoccupation pour le malade. Le nouveau venu ne s'inquiète, quand il s'en inquiète, que de la faiblesse des jambes et des courbatures qu'il y ressent. L'Africain et le colonial parlent de leurs accidents gastriques.

L'imprégnation palustre, qui s'est produite à cette date et sous cette forme constitue, quelle qu'en soit l'atténuation, une immunité relative ; elle est celle des races colorées et des éléments ethniques qui proviennent des pays malariens ou qui y ont vécu.

Les corps venant d'Algérie directement ou après un court séjour en France ont mieux résisté que les autres aux fatigues du climat (1).

Formes moyennes et graves. « Fièvres continues palustres » (fig. 10).

Des formes réellement et fortement fébriles sont la traduction obligée de toute infection anophélienne importante et virulente,

telle qu'elle se produit et se répète à la saison d'été dans les régions insalubres,

telle qu'elle a pu se produire exceptionnellement dans certaines régions de l'Europe centrale,

telle qu'elle se présentera dans certains coins de France, après la guerre, si les circonstances atmosphériques sont de nature à déterminer la multiplication des anophèles.

Elles constituent, dans les zones tropicales et sub-tropicales, l'*épidémie annuelle*, épidémie qui est massive et sévère quand de très nombreux « étrangers » se trouvent groupés dans des zones insalubres, sans protection efficace et surtout quand cette protection est nulle.

Ce sont les *fièvres continues et pseudo-continues* du paludisme aigu. Elles s'observent plus particulièrement dans les troupes en campagne, au début, et à la fin de la période estivo-automnale.

Cette fièvre continue palustre n'est au point de vue *symp-*

(1) Jacquot, Lettres médicales sur l'Italie.

tomatique, que l'exagération des manifestations que nous avons étudiées dans les formes de légère gravité. On y retrouve les mêmes traits cliniques, mais ils sont renforcés au point que, si les formes vernales sont méconnues du fait de leur atténuation, les fièvres estivales sont souvent classées en dehors du paludisme, en raison de leur

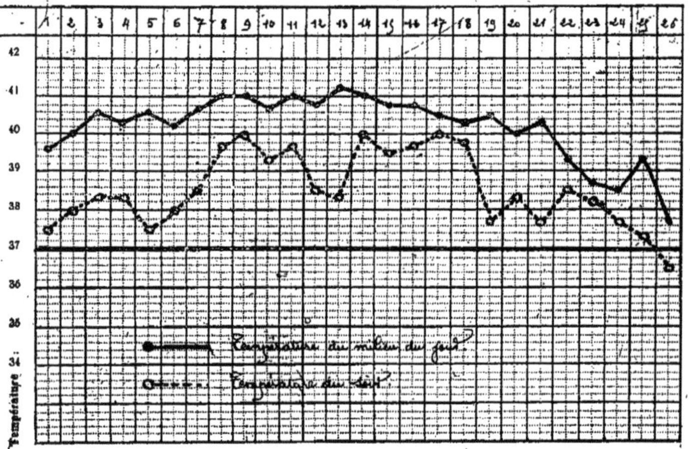

Fig. 11. — Fièvre continue palustre (forme massive). Schéma des deux températures de la méridienne et de la soirée.

durée et en raison de leur gravité dont on considère la continuité comme étrangère à cette intoxication.

L'apparence est celle d'une maladie typhoïde dont l'évolution serait brusque et rapide; la prostration et les phénomènes qui l'accompagnent s'établissent, en effet, dès les premiers jours.

L'asthénie est totale ; la courbature et la céphalée sont extrêmes. Presque d'emblée, il peut y avoir du délire. Les lèvres et la langue sont rôties.

Il se produit dans l'évolution de chaque cas (quand un accident grave comme le collapsus hyperthermique ne vient pas compliquer la situation), non seulement une rémission journalière, mais de véritables intermissions hebdomadaires constituant des *cassures* dans la courbe thermique et une transformation favorable du tableau clinique, transformation qui, pour n'être que passagère, est facilement perçue par le malade et par son entourage.

Elle survient à une date que l'on peut fixer à l'avance :

vers le sixième jour, quand la maladie ne se poursuit pas au delà de dix à douze jours ;

vers le sixième jour de chacun des septenaires, quand la maladie excède cette durée (fig. 11).

L'observation suivante permettra de se rendre compte, mieux qu'une analyse détaillée des symptômes, de la marche de la maladie dans les intoxications massives.

Vers la mi-juin, au moment où la température commence à être intolérable, le régiment est accroché aux pentes des monts B... Le 1er juillet, nous recevons l'ordre de nous fortifier dans la plaine marécageuse de la B..., au nord de la voie ferrée. C'est vraiment à partir de ce moment que mon régiment se trouve dans le marécage. Il faut créer une ligne de défense, travail urgent et extrêmement pénible.

Je commence à ressentir les mêmes symptômes que mes hommes : perte complète de l'appétit, désir de boire, toujours boire, violent mal de tête, surtout derrière la nuque et dans la cornée, on ne peut rien fixer des yeux. La tête pèse sur les épaules. Le casque colonial, que nous ne quittons pas, paraît être de plomb malgré son peu de poids. J'ai toujours eu l'impression d'avoir eu un coup de soleil. Les jambes refusent de vous porter. Pas de volonté, pas de mémoire (et cela me frappe beaucoup) ; le moindre travail vous épuise. Diarrhée continue, vomissements.

C'est surtout entre 11 et 18 heures que, régulièrement, je me sens mal et que la fièvre me brûle. Le soir, au contraire, je vais toujours mieux et puis assurer mon service. J'absorbe en quantité de la quinine, un gramme au moins chaque jour, en comprimés de 25 centigrammes espacés. Aucun résultat.

Je compte pour rien ce petit morceau de gaze de taille insignifiante que l'on décore du nom de moustiquaire, pour recouvrir la figure. Les mailles en sont trop larges ; cela se colle sur la peau, car on est toujours en transpiration et les moustiques vous piquent impunément. Cette moustiquaire de protection illusoire est d'ailleurs tellement incommode que les rares fois où l'on essaie de s'en servir, on est obligé de l'enlever aussitôt.

Je tiens deux semaines jusqu'au soir (14 juillet) où le bataillon est relevé. J'ai eu deux faiblesses dans la journée. Vers 3 heures du matin, j'ai une nouvelle faiblesse. On prend alors ma température... 41°2. Je ne peux pas me tenir debout, jamais je ne me suis senti aussi fatigué, surtout à cette heure. Le matin... 39°8. Evacué de force sur l'arrière pour fièvre et asthénie...

Il semble, en raison des éclats de cette forme morbide, que le malade doit, dès le début, accourir à la visite et réclamer des soins, que les médecins ont l'impression immédiate de la nature des cas et de leur gravité.

Il faut savoir qu'il n'en est rien, que beaucoup de fébricitants dont la température atteint et dépasse 40° restent sur pieds à force de volonté et d'énergie, cette énergie qui fait tenir debout officiers et soldats en campagne jusqu'à ce que, littéralement, ils succombent.

« Beaucoup de militaires ont lutté contre la maladie qui, déguisée, temporairement par leur énergie, a exercé des ravages dont on s'est aperçu seulement lors de l'entrée à l'hôpital (1). »

Les hommes ne se présentent le plus habituellement au médecin (quand ils se présentent) qu'au quatrième ou cinquième jour de la période d'état de la maladie. Ils mettent sur le compte du surmènement et de la chaleur cet état de malaise qu'ils ressentent journellement. Ils ne parviennent fréquemment à l'établissement hospitalier de l'arrière qu'à la fin de la crise fébrile pseudo-continue.

Dès le surlendemain, parfois dès le lendemain, se notera cette intermission de la fin de chaque septenaire qui, avec la rémittence journalière, est, peut-on dire, la caractéristique du paludisme.

Arrivé à Salonique le 18 juillet, je vais tout de suite mieux quoiqu'ayant un fort accès (40°2) le 23 juillet, dû peut-être au voyage pénible de l'évacuation. On me fait une prise de sang reconnue positive...

(1) Jacquot, *loc. cit.*

La continuité de la fièvre a été signalée par Colin, mais elle n'est enregistrée que deux à trois jours par septenaire (troisième et quatrième); encore ce fait n'est-il observé que dans les cas d'extrême gravité.

La continuité de la fièvre n'est qu'apparente; elle résulte de ce que la température dite de la contre-visite est enregistrée dans l'après-midi et non pas dans la soirée et que, d'autre part, on néglige de prendre celle de la méridienne.

Il est exact d'affirmer qu'il ne s'agit que d'une pseudo-continuité; ce sont des accès quotidiens subintrants débutant avant le jour, durant quatorze à dix-huit heures, dont l'acmé ne se réalise qu'à la dixième ou la douzième heure de l'accès et qui ne présentent de rémission que dans la soirée et souvent à une heure assez avancée. C'est vers 20 ou 22 heures que le malade est en transpiration et que vient le sommeil réparateur.

Il est de la plus grande importance, pour s'en rendre compte, de prendre journellement les trois températures :

de l'acmé... elle est post-méridienne ;

de la défervescence... elle est vespérale ;

de la reprise de la fièvre... elle se produit aux premières heures de la journée.

Une détente des phénomènes subjectifs coïncide avec l'abaissement thermique dans les cas graves comme dans les cas légers, mais les manifestations en sont moins perceptibles.

J'y insiste au risque de m'exposer à des redites, car cette marche de la fièvre est l'estampille du paludisme aigu. Elle est beaucoup plus facile à découvrir que ne l'est l'hémamibe à l'examen microscopique.

Il faut savoir en effet, particulièrement quand des hommes ont été soumis à la quino-prophylaxie à doses fortes, que les hématozoaires sont rares dans le sang, qu'ils sont de formes très exiguës, incluses dans le globule où elles apparaissent à peine comme le chaton d'une bague. Encore faut-il, pour que la réaction colorante s'établisse, que l'on dispose de réactifs de choix et que, surtout, on ait une grande expérience de ces recherches (1).

Ajoutons qu'en pratique, quand il s'agit de troupes en campagne, les frottis sont peu nombreux et qu'on ne consacre que très peu de temps à leur examen. Par suite, il reste hâtif et superficiel.

On comprendra que, dans ces conditions, nombre de recherches soient négatives. On est cependant autorisé quand il s'agit d'une véritable poussée massive dans des groupes soumis aux mêmes influences, à conclure de quelques examens nettement positifs à la réalité du paludisme épidémié.

Les formes sexuées si caractéristiques et si constantes dans la circulation générale n'apparaissent qu'à la fin du second septenaire.

L'apparition des croissants coïncide habituellement avec l'arrivée des malades dans les formations de l'arrière. Les formes endo-globulaires sont, à cette date, moins petites et plus nettement colorables, mais il ne faudrait pas avoir attendu cette période pour poser le diagnostic et formuler le traitement spécifique, spécifique toutefois dans une mesure et dans des conditions que nous déterminerons quand nous parlerons du traitement.

Fièvres d'évolution schyzogonique. Rechutes du paludisme aigu. Fièvres d'accès.

Les troubles morbides que déterminent des inoculations anophéliennes ne se terminent pas avec cette réaction fébrile pseudo-continue. En règle et quoiqu'on fasse, ils se poursuivent pendant plusieurs semaines et parfois plu-

(1) Toute infection anophélienne, importante au point de déterminer la crise fébrile continue, se traduit au point de vue parasitaire par la présence de formes en chaton incluses dans le globule, elles se multiplient par bi-partition dans la circulation générale. Les gamètes (corps en croissants) n'apparaissent qu'au douzième ou quatorzième jour de la maladie.

sieurs mois par des accès qui sont nettement isolables (1).

L'*intermittence* sera observée dans la très grande majorité des cas, sous réserve que soit régulièrement prise la température de la vingt ou de la vingt et unième heure qui est celle de l'apyrexie.

Quand elle n'est pas constatée, c'est que s'est faite chez ce malade une association amibienne ou qu'il existe chez lui une tare morbide qui a repris activité sous l'action du paludisme.

Ces accès se succèdent quotidiennement, pendant les mois qui suivent, par séries variables de trois à cinq jours. Chaque série d'accès est d'autant plus prolongée qu'elle est plus près de l'infection ou de la réinfection anophélienne (fig. 12).

Ces accès isolables évoluent comme les accès subintrants de la période pseudo-continue. Ils débutent toutefois moins tôt dans la matinée et s'achèvent moins tard dans la soirée; l'acmé s'observe toujours deux,

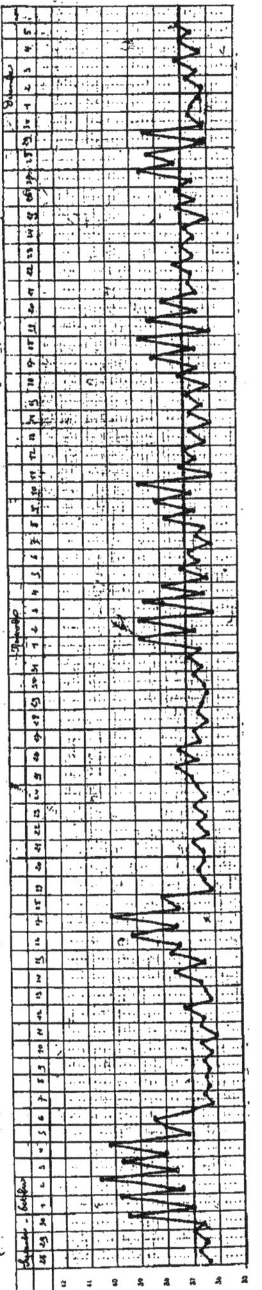

Fig. 12. — Rechutes du paludisme primaire.

(1) Les parasites ne sont plus d'apport exogène, ils ne se multiplient plus par bi-partition mais subissent l'évolution schyzogonique: plasmodium falciparum ou prœcox, dans le premier mois — plus tard plasmodium vivax.

trois ou quatre heures après la méridienne. Les maxima de température peuvent être aussi élevés et le sont parfois plus que ceux de la période pseudo-continue, mais l'apyrexie est réelle : elle doit être recherchée vers la vingt ou vingt-deuxième heure.

Les symptômes constatés sont également la reproduction de ceux déjà signalés : céphalée et asthénie douloureuse, qui se ressentent dès le réveil et s'accentuent dans la journée, état gastrique variable d'intensité suivant l'ancienneté de l'infection, mais ici l'intermission des souffrances est plus accusée, elle est presque totale vers la nuit au point que le malade se sent souvent la force de reprendre partiellement son travail ; il a recouvré pour quelques heures énergie physique et cérébrale.

Les séries se produisent à une date presque fatidique, car *les rechutes sont à périodicité biseptane.* Autrement dit, entre l'accès initial d'une série et l'accès correspondant de celle qui suit, s'interpose un intervalle de douze à treize jours.

Les premières séries sont constituées par 4 ou 5 accès se renouvelant quotidiennement ; les séries suivantes diminuent de durée et le nombre des accès s'abaisse progressivement à trois, deux... puis, les accès deviennent uniques ou presque uniques, les rechutes obéissant toujours à la même périodicité biseptane (fig. 13).

Le traitement réalise une stérilisation progressive qui se traduit par la diminution du nombre des accès à chaque crise et surtout par leur atténuation. Il arrive à les couper quand on prend soin de mettre obstacle aux germinations nouvelles.

Voilà pourquoi, suivant les cas et l'efficacité de la cure, le nombre des jours intercalaires varie notablement et ne peut, par suite, servir de base pour calculer la date des rechutes. C'est cependant l'habitude des malades. Ils disent : « Mes fièvres me reprennent tous les six, tous les huit, tous les dix jours ». En réalité, la périodicité ne porte pas sur la durée de cette période d'immunité, mais sur l'intervalle qui sépare les accès initiaux des séries qui se succèdent, intervalle qui est de douze à treize jours. A ce douzième ou treizième jour, le patient est en imminence morbide d'une rechute qui est à retour biseptane.

Les rechutes, au lieu d'être régulièrement et longuement biseptanes, en conformité d'une loi à laquelle obéissent la très grande majorité des cas, se répètent chez certains

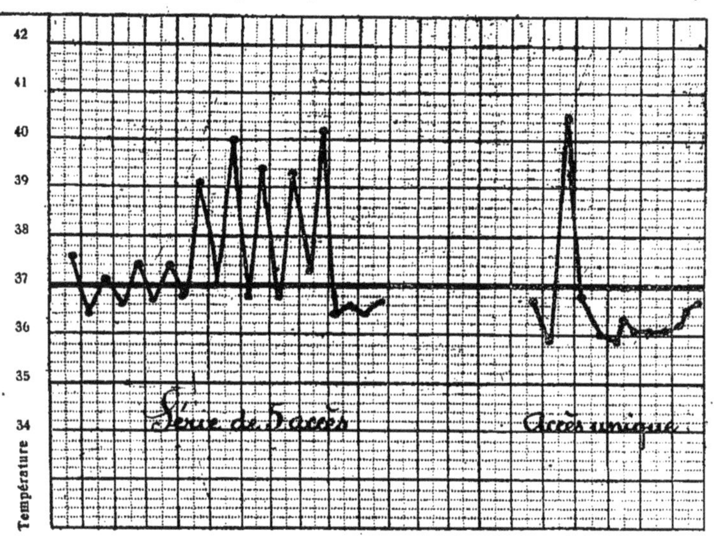

Fig. 13. — Rechutes du paludisme primaire.

malades au septième jour, mais il ne s'agit que d'une sorte de tentative qui n'a ni l'importance ni la durée des reprises normales.

Il est important de noter que chez les malades où le paludisme seul est en cause, les températures des jours intercalaires aux accès s'inscrivent matin et soir au-dessous de 37° ou, en tous cas, ne dépassent pas ce degré.

Nous avons vu qu'en cas d'épine amibienne intestinale ou hépatique, ces températures intercalaires deviennent journellement et presque constamment sous-fébriles et parfois franchement fébriles, suivant la gravité de l'atteinte.

Horaire des accès. — Périodicité des rechutes. — Dans le paludisme vieilli (paludisme du vivax), le premier stade, défini avec raison « stade de frisson », est celui qui impressionne le plus le malade. Dans les fièvres du début (paludisme du prœcox), le premier stade reste inaperçu et est limité à ce qu'on pourrait appeler des « prodromes ».

La fièvre vient en chaud, a-t-on dit. On pourrait ajouter qu'elle n'est réellement ressentie qu'au second stade ; elle évolue et progresse sourdement, lentement, au point que le malade ne fait pas distinction entre l'impression de malaise ressentie au réveil et les sensations qui se succèdent dans la journée d'abattement, de fatigue générale, d'énervement, de céphalée, d'état nerveux, d'horripilation et de bouffées de chaleur...

Ces sensations sont au reste peu accusées relativement à la fièvre violente avec prostration complète et vomissements qui s'établit vers la méridienne et qui les fait oublier au point, qu'à moins d'interrogatoire très serré, le patient n'en souffle mot. Il est même tenté de les nier.

Ce n'est que par la constatation vers les 8 à 9 heures de l'élévation de température qui, à ce moment, dépasse 38° et peut atteindre 38°5 et 38°8, que l'homme se rend bien compte qu'il est en état fébrile, qu'il en analyse les manifestations estompées et arrive à les définir.

Ne lui demandez pas cependant à quelle heure « vient la fièvre »..., car il en rapporte le début aux sensations de l'acmé. Demandez-lui plutôt à quelle heure il en a impression ; il vous répondra « vers 8 ou 9 heures du matin ». Poussez plus loin l'interrogatoire et posez-lui la question : « A quelle heure vous êtes-vous dit que cette journée allait être un jour de fièvre ? »... Il précisera que dès le matin il était fixé à cet égard, qu'à son réveil (qui a été matinal) il s'est senti moins bien que la veille. Il en a conclu, dès ce moment, que la journée ne se passerait pas sans qu'il soit touché par son mal.

Ces accès du paludisme estival et estivo-automnal sont le plus souvent très violents. La température de la méridienne et des heures qui suivent est très élevée : elle excède en moyenne 40° et peut atteindre 40°5 et 41°. Ce n'est que vers la dixième ou la douzième heure de l'accès en cours que sont atteints ces maxima. Ce sont les températures dont le patient a notion exacte et qu'il accuse comme étant... « sa fièvre ».

C'est au reste à ce moment que ses sensations deviennent réellement douloureuses : céphalée gravative, courbature extrême et totale, état vertigineux, bouffées de chaleur alternant avec des phénomènes d'horripilation... Puis, bientôt, la tête est prise, il s'établit une sorte de stupeur avec ou sans idées délirantes. Le malade traduira ses impressions quand quelques heures plus tard se sera faite la détente, en disant qu'il a cru avoir pris « un coup de chaleur »...

Les patients sont tenus, à la période des fièvres d'accès, de s'aliter ou au moins de s'étendre sous un abri ; ils ne peuvent, malgré toute leur énergie, les porter sur pieds comme il a pu leur arriver de le faire quand il s'agissait des déterminations de la fièvre continue d'invasion.

Nous avons dit que les atteintes qui suivent les infections et les réinfections anophéliennes créent une immunité de quelques semaines contre les nouveaux apports exogènes ; on peut ajouter que chaque crise d'évolution endogène (accès schyzogoniques) constitue, à partir du dernier accès de la série, une réaction humorale qui fait que les formes de résistance, malgré leur présence constante dans le sang, ne peuvent produire une multiplication suffisante pour une nouvelle réaction fébrile, qu'au bout d'un intervalle d'une durée variable suivant l'ancienneté du paludisme et suivant la forme de l'hématozoaire. *Cette durée n'excède pas huit à dix jours dans le paludisme récent; l'intermission peut se prolonger au delà de douze à quatorze jours*, parfois même jusqu'à dix-huit ou vingt, *quand il s'agit de paludisme tierce.*

Mais, d'autre part, la crise, quand il s'agit d'accès tierces rénovés, peut être plus longue que dans le paludisme quo-

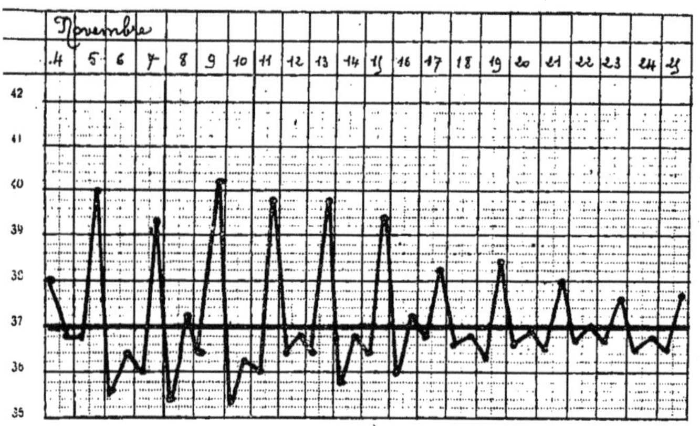

Fig. 14. — Paludisme ancien. Reviviscence. Accès tierces en série prolongée.

tidien. On peut constater, en dehors de toute association et de toute complication, 5 à 6 accès consécutifs, tous séparés par un intervalle d'un jour ; de plus au delà de l'accès vrai, le thermomètre enregistre, les jours suivants, des accès frustes caractérisés surtout par l'abaissement relatif que subit la température aux périodes intercalaires un jour sur deux (fig. 14).

B. — Paludisme rénové.

Les observateurs placés en face du paludisme des camps ont établi, à toute époque, une distinction au point de vue de l'évolution de la maladie, entre les « Algériens » et les militaires venus directement de France.

1° Chez ces derniers « les nouveaux », impaludés récents,

les réinfections se traduisent fréquemment (quand le malade a perdu l'immunité passagère acquise contre les apports exogènes) :

à la période vernale et à l'automne... par des fébricules ;
à la période estivale... par des fièvres continues.

Ces fièvres et ces fébricules sont la reproduction des déterminations qui se sont produites à la période d'invasion ; elles débutent et se poursuivent par des fièvres d'accès, telles que celles que nous avons décrites, entre lesquelles elles sont intercalées ; elles sont souvent moins nettement suivies par le malade et reconnues par le médecin que les accès quotidiens qui précèdent la fièvre continue et la prolongent.

C'est de ces manifestations de réinfection du paludisme primaire que l'on peut dire, avec les observateurs d'Algérie, de Rome et des pays coloniaux, que dans ces fièvres le type franchement *rémittent* s'observe constamment. Cette observation ne peut s'appliquer qu'avec réserve, avons-nous dit, aux déterminations qui caractérisent le paludisme d'invasion.

La rénovation peut, chez eux, quand elle est peu massive, se réduire à ce seul fait : la reprise des accès en séries prolongées :

Les accès isolables, qui avaient suivi la fièvre ou la fébricule d'invasion, s'étaient, sous l'influence du temps et de la médication, espacés de plus en plus longuement ; les rechutes biseptanes s'étaient écourtées au point d'être constituées par un accès unique.

Survient la réinfection, elle redonne acuité à la maladie en cours et tout le terrain gagné est reperdu.

Le malade présente à nouveau des séries prolongées d'accès et cela pendant de longues semaines. Les températures, qui s'étaient abaissées précédemment, sont aussi élevées que lors des crises initiales ; elles peuvent même les dépasser et c'est dans ces cas que l'on trouve ces accès hyperthermiques qui, par suite des congestions qu'ils déterminent, prennent, dans une certaine mesure, physionomie d'accès pernicieux, bien qu'il ne s'agisse que de déterminations de surface

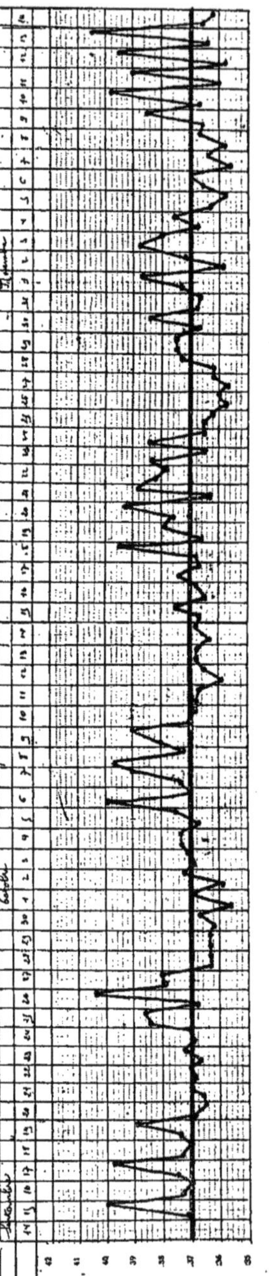

Fig. 15. — Rénovation du paludisme secondaire.

disparaissant avec l'accès du jour, mais dont il faut éviter le retour en agissant aussi efficacement que possible sur l'accès du lendemain.

2° Les « anciens » soumis aux mêmes infections présenteront, *en dehors de la période épidémiée*, simplement le retour de leurs accès antérieurs suivant le type et la forme qu'ils affectaient antérieurement : accès tierces.

C'est sous cette influence et avec ce caractère que se font les rechutes printanières et automnales, telles que les ont définies les Italiens. Les circonstances atmosphériques que l'on invoque pour expliquer ces reprises saisonnières du paludisme nous paraissent avoir action en favorisant la multiplication et l'activité des anophélines. Également les erreurs d'hygiène dont on parle comme circonstances étiologiques n'ont, à notre avis, d'autre effet que d'exagérer les manifestations fébriles et de faire, par suite, qu'elles ne restent pas inaperçues ou méconnues.

Nous avons pu constater que nombre de Flamands, nombre de Bretons, de Vendéens, de Bordelais, de Provençaux... réagissaient comme des « anciens », autrement dit qu'ils avaient subi leur imprégnation palustre au pays d'origine, bien que les manifestations en fussent restées méconnues. Nous y trouvons la preuve que cette maladie est plus répandue qu'on ne le pense dans notre pays et qu'en dehors des terres dites marécageuses, elle peut

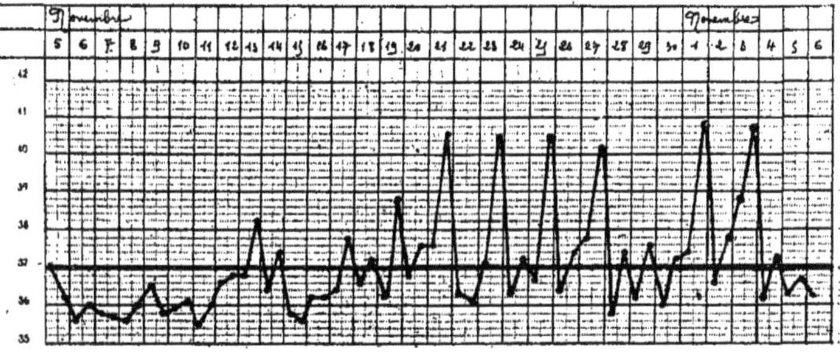

Fig. 16. — Paludisme. Reviviscence. Accès tierce.

s'observer dans toutes les zones d'alluvions schisteuses qui bordent nos fleuves et même certaines rivières et certains canaux.

Ce n'est qu'à la période estivale que se produira chez eux une véritable rénovation (fig. 15).

Ces rénovations du paludisme antérieur évoluent de façon différente suivant la dose et la virulence des inoculations anophéliennes.

a. Si la réinfection est peu virulente, elle se résume dans un seul fait : la reviviscence du paludisme sous la forme où il évoluait précédemment, mais avec une ténacité et une intensité plus grandes : le patient est repris d'accès fréquents (fig. 16).

Ces accès sont du type tierce. Ils se répètent en séries de 3, 4 et plus, bien qu'à la période qui précédait, les manifestations fussent très longuement espacées et souvent réduites à des accès isolés sans répercussion marquée sur l'état général (paludisme type Legrain et Treille). C'est également chez eux qu'on observera, en dehors et à la suite de la crise fébrile, ces accès frustes qui la suivent et qui s'inscrivent nettement dans les courbes. Chez les palustres, la température s'inscrit, dans les jours intercalaires, matin et soir au-dessous de 37, souvent au-dessous de 36°. Dans le paludisme ancien, cette observation n'est exacte qu'un jour sur deux (voir fig. 15).

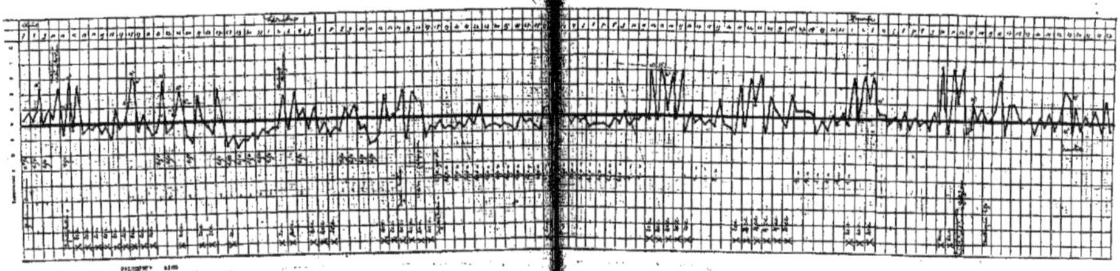

b. A la période du paludisme épidémié, il se produit, quand l'infection est importante, chez les anciens impaludés comme chez les nouveaux, une période de fièvre pseudo-continue.

Voici comment elle évolue dans la moyenne des cas.

Les accès qui, les premiers jours et parfois pendant un septénaire, avaient été nettement tierces, bien qu'anormalement prolongés et violents, deviennent quotidiens et progressivement subintrants.

La continuité apparente de la fièvre s'établit et se prolonge un à deux septénaires. Les rémissions vespérales des premiers jours s'effacent, elles sont peu accusées et plus

Fig. 17. — Paludisme aigu. — Évolution des abcès schyzogoniques. — Atteinte a[illegible]ure aux Dardanelles. — Rénovation : au début, accès tierces et quotidiens, plus tard, accès régulièrement quotidiens en séries septane et bi-sep[illegible] La quinine atténue la longueur des séries et amoindrit les accès.

tardives. Les sudations et la détente qui les accompagnent ne sont ressenties par le malade que dans la première moitié de la nuit. On comprend, par suite, que les tracés thermiques qui n'inscrivent que les observations de la matinée et de la contre-visite n'en donnent pas notation et que les températures du matin soient les moins élevées chez ces malades, comme chez les typhiques, contrairement à ce que nous avons vu dans les fièvres continues du paludisme primaire. Ces courbes des fièvres continues de réinfection du paludisme secondaire se distinguent toutefois par cette caractéristique que les maxima sont atteints avant la nuit et qu'il se produit à la fin de chaque septénaire des rémissions plus importantes qui ne peuvent échapper à l'examen du médecin et dont le malade et son entourage ont notion très évidente, autrement dit : les derniers jours de chaque septénaire, les accès quotidiens subintrants diminuent de durée et de gravité ; inversement, si la maladie ne tourne pas court, elle reprend éclat et violence au septième et au treizième jour.

« Vers le troisième et le quatrième jour du traitement, qui

sont le cinquième et le sixième de la fièvre continue, s'enregistre le soir une rémission thermique qui correspond à une détente très nette des symptômes ; le malade a repris toute son intelligence, il se félicite de son état, mais le lendemain et surtout le surlendemain l'asthénie reprend avec la fièvre. La face a pris une expression d'hébétude et de stupeur, la langue est sèche, rôtie, fendillée, des sueurs se renouvellent chaque soir ; vers les deux heures s'établit le sommeil ; malgré ce bénéfice journalier, l'abattement est extrême, il est caractérisé par de la faiblesse musculaire et une tendance à la syncope dès le moindre déplacement. »

On se trouve au second septénaire en présence d'un état sub-typhoïde ; il a été précédé d'un état gastrique et gastro-bilieux très accusé qui s'était installé avant la continuité des réactions thermiques.

Ces manifestations sont variables d'intensité suivant la gravité de l'atteinte et le nombre des rechutes et des récidives antécédentes, mais elles sont constantes. Elles consistent en des vomissements abondants, répétés, qui se reproduisent presque tous les matins et s'accompagnent d'un flux bilieux du côté de l'intestin et qui sont en relation directe avec les accrescences fébriles ; le malade n'a pas à en souffrir habituellement dans la soirée et la nuit. Les vomissements s'accompagnent d'épigastralgie et exagèrent la céphalée qui ne cède qu'après la détente de la soirée. L'hypersécrétion de la bile est évidente ; elle n'a pas cependant l'importance que l'on signale dans les réinfections du paludisme chronique. Elle s'accuse surtout, comme l'a fait remarquer Kelsch, par les flux abondants que provoque l'action opportune d'un purgatif. Le foie est congestionné plus apparemment que dans les fièvres d'invasion ; il est sensible à la pression comme la rate.

Toutefois, chez ces malades, l'ictère est tardif, incomplet ; il se traduit, non pas par la jaunisse, mais par l'exagération de la teinte subictérique qui est la marque du paludisme d'une certaine ancienneté. C'est un état gastro-bilieux d'origine hépato-hématogène, ce n'est pas l'ictère polycholique, ce qui a fait dire par certains observateurs que les manifestations du paludisme aigu ne sont pas assez accusées pour mériter la dénomination de rémittentes bilieuses. Ce n'est qu'à la fin de la seconde année de séjour ou chez des palustres anciens qui ont déjà subi plusieurs récidives que s'établirait la rémittente bilieuse vraie.

On se trouve dans ces cas en présence de fièvres rémittentes bilieuses, telles que les ont décrites les observateurs coloniaux et notamment Dutroulau et Laure. Ce sont les déterminations dont Nimier et Blanc ont fait la relation si complète dans leurs mémoires relatifs aux fièvres du Loch-Nam et de la Rivière Noire (Tonkin, Expédition de 1885, 1886 et 1887). Ce sont celles que Colin appelait fièvres automnales ; nous en avons dit la raison.

Rares la première année, ces déterminations deviendront fréquentes au cours de la seconde année du séjour.

Sauf exceptions, l'atteinte à l'état général est moins prononcée que dans la fièvre continue d'invasion.

Pendant la crise de fièvre continue et pendant les semaines qui suivent s'est faite dans le sang la substitution du præcox au vivax.

Ce parasitisme surajouté se superposera au parasitisme antérieur, non seulement au cours du septénaire ou des deux septénaires de fièvre continue, mais au delà. On trouvera chez tous ces malades des accès quotidiens en séries septanes et biseptanes (voir fig. 17).

Ces manifestations de l'infection par le præcox, que l'examen bactériologique décèle à cette date, disparaîtront au bout d'un certain temps et la fièvre reprendra son type tierce ; le vivax se retrouvera de nouveau dans le sang des patients.

Les observations abondent de soldats venus d'Algérie ou ayant passé par les Dardanelles qui, dans une même atteinte, présentent :

une série d'accès tierces au début de leur crise,

puis, bientôt, une poussée de fièvre pseudo-continue, d'une durée minima de cinq jours et maxima de douze jours,

troisièmement, des rechutes biseptanes qui se manifestent pendant un mois environ par des accès quotidiens en séries de 3 à 4,

enfin une dernière atteinte qui, cette fois, est du paludisme tierce très net.

Le laboratoire isole chez ces malades à l'entrée et à la sortie le plasmodium vivax et à la période intermédiaire le præcox.

c. Il peut se faire dans certains cas une substitution complète et durable du paludisme de la saison en cours à celui de l'année ou des années précédentes.

Le patient débute par des accès tierces et du vivax, mais il ne présente plus que du præcox à partir du moment où s'est établie la poussée fébrile continue ; pendant toute la période qui reste à courir de l'endémo-épidémie, les accès qui se reproduisent appartiennent au type quotidien.

Ce n'est qu'au bout de quelques mois et particulièrement à la suite de la saison d'hiver que l'hémamibe passera, comme chez les nouveaux venus, au reste, à son type vieilli : le « vivax ».

d. Un dernier mode de rénovation du paludisme tierce se traduit par une symptomatologie un peu différente que l'on a définie sous le nom de « tierce doublée ». Il y a fièvre chaque jour, mais entre deux jours d'accès plus accusés s'intercale un accès moins violent qui, lui aussi, se représente quarante-huit heures plus tard. Le vivax persistant semble additionner son action à celle du præcox, que vient d'apporter une infestation récente ; il y a addition plus ou moins durable des deux parasites, addition que les observateurs ont pu constater sur des frottis recueillis en Macédoine et qui se traduit, après cette fièvre hémitritée, par l'apparition irrégulière et successive tantôt d'accès quotidiens, tantôt d'accès tierces.

C. — Cachexie du paludisme aigu.

Les observateurs des colonies et d'Algérie avaient signalé des anémies massives, pernicieuses, presque d'emblée, aboutissant à des manifestations cachectiques au bout de quelques mois de séjour dans les pays insalubres des zones tropicales et péritropicales. Kelsch y avait insisté. Le nom leur est resté de cachexie hydroémique.

Nous avons trouvé en Extrême-Orient les mêmes déterminations. Elles ont été également observées à Madagascar par Debrie et Sabatier.

On pourrait dire que c'est la cachexie du paludisme primaire. Le malade se présente à la visite avec une enflure notable des membres inférieurs, de la face et, partiellement, du tronc, survenue en quelques jours.

C'est parfois au cours du traitement ou après rapatriement que ces phénomènes s'observent. Ils surviennent assez brusquement et correspondent souvent à un surmènement occasionnel. Nous les avons constatés à Formose sur près de la moitié d'un contingent à qui on avait dû demander une action militaire assez violente, bien que les hommes fussent sévèrement impaludés. Plus de 200 d'entre eux durent être hospitalisés pour œdème rapide et presque généralisé, au bout de deux jours de combat.

Cette détérioration de l'économie se rencontre particulièrement chez les militaires qui ont porté sur pieds leurs atteintes successives, sans avoir eu notion de leur fièvre. La preuve en est que, soit à l'entrée, soit dès les jours suivants, la courbe thermique subit des ascensions brusques et élevées, sans que le malade ait d'autre sensation que celle de l'exagération de sa fatigue habituelle.

Cette cachexie du paludisme nous semble être la conséquence d'une maladie ignorée et qui, par suite, n'a pas été traitée ; elle évolue en dehors de toute néphrite et l'albumine ne se retrouve pas dans l'urine.

L'hypertrophie de l'organe splénique est habituellement très considérable chez tous les impaludés qui ont subi l'imprégnation et la réimprégnation du paludisme épidémié ; elle s'exagère au cours des accès, mais la rate ne déborde sensiblement les fausses côtes que chez ceux qui ont été atteints du paludisme à la première ou à la seconde enfance. Ce n'est que chez ces derniers réellement que se retrouve le gâteau splénique.

Le point douloureux que signale fréquemment le malade et qu'il est tenté de rapporter à sa rate siège le plus souvent au niveau du côlon et est l'indice d'une lésion amibienne du gros intestin ; il est très persistant alors même que l'amibiase est devenue latente.

D. — Accès hémoglobinuriques.

On admettait que cette forme d'accès graves ne s'observait que dans le paludisme chronique et plus particulièrement chez tous ceux qui avaient contracté le paludisme dès l'enfance. Les Créoles, notamment, présentent à cet égard une susceptibilité particulière, surtout quand ils sont nés et ont vécu pendant la première et seconde enfance dans des régions fortement malariennes.

Il est vrai que, d'autre part, il avait été établi que la médication quinique prolongée, et surtout poussée à des doses extrêmes, produisait la même facilité de l'hémolyse sanguine.

C'est ce qui s'est produit en Macédoine où les accidents hémorragiques et hémolytiques ont été plus fréquents que dans toutes les conditions analogues. Ces accidents y ont été constatés au cours du paludisme aigu dans d'assez fortes proportions.

Deux groupes de manifestations ont été signalés :

d'une part, au cours du traitement des fièvres continues palustres, des accidents pétéchiaux, avec hémorragies stomacales, melæna, hématurie... accidents subtyphoïdes ;

d'autre part, des fièvres d'accès avec urines rouges.

a. Quelques-uns de ces cas ont été mortels sans qu'on puisse affirmer que les décès sont imputables soit à la fièvre elle-même, soit à la complication pétéchiale. Ces accidents pétéchiaux se sont présentés ou reproduits en France chez les mêmes malades, notamment aux hôpitaux de Toulon où étaient conservés les cas les plus graves.

L'impression des médecins traitants est que cette ano-

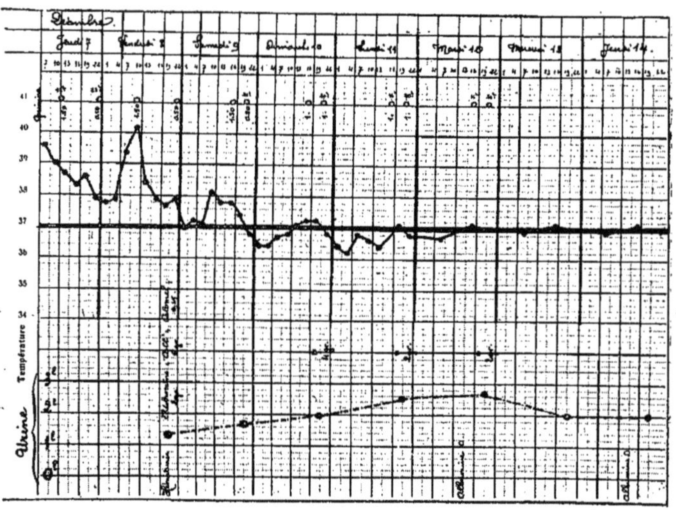

Fig. 18. — Paludisme avec accès hémoglobinurique. Horaire des températures.

malie dans l'évolution du paludisme épidémié, anomalie qui n'avait pas été signalée ni constatée antérieurement soit dans le bassin de la Méditerranée, soit aux colonies, au cours du paludisme aigu, peut, dans une grande proportion des cas, être rattachée aux exagérations de la médication quinique.

Ces accidents coïncident en effet avec des troubles sensoriels, avec une obtusion intellectuelle, un affaissement, qui se rattachent à la même cause. A l'interrogatoire du malade, on apprenait qu'il avait reçu des quantités quotidiennes de 4, 5 grammes et parfois plus de quinine pendant dix et quinze jours consécutifs, quinine administrée concurremment ou presque simultanément *per os*, en injections sous-cutanées ou intramusculaires et assez souvent en injections intraveineuses.

b. Depuis que s'est établie la saison froide et que les déterminations du paludisme ont diminué de fréquence et de gravité, ces accidents hémorragiques ne se sont guère présentés, mais les accès hémoglobinuriques ont apparu (fig. 18).

Il faut dire qu'une circonstance étiologique s'est ajoutée, celle de l'action du froid.

Il n'est pas contestable que toute impression de froid brusque détermine de l'hémoglobinémie et consécutivement de l'hémoglobinurie, quand elle atteint un impaludé qui a acquis une grande fragilité de ses hématies par suite de la gravité de son paludisme ou par suite de l'accumulation grande de quinine dans le sang à des doses qui excèdent les exigences de la thérapeutique.

Tout accès qui présente cet accident est une « fièvre » grave et il peut, par suite de l'obstruction rénale que détermine le passage de l'hémoglobine, être une cause de mort assez brusque.

La symptomatologie se résume, en dehors de la fièvre qui est très élevée et dont les accès deviennent subintrants, dans le double symptôme :

urines rouges, urines qui contiennent abondamment de l'albumine et donnent nettement au spectroscope la réaction de l'hémoglobine,

intolérance gastrique complète et prolongée aboutissant à des vomissements verts porracés qui se répètent presque continuellement.

La crise hémoglobinurique débute par de la polyurie sanglante. L'hémoglobine, au lieu de teinter en rouge vif les urines, peut, par suite des réductions qu'elle subit, les teinter en noir, de sorte qu'à des urines rouges peuvent succéder des urines mélanuriques. Hémoglobinurie et mélanurie peuvent se poursuivre par de l'oligurie et même par de l'anurie, amenant la complication souvent mortelle de l'urinémie.

On a considéré, mais à tort, que ces manifestations étaient d'origine hépatique, en raison de la nature des vomissements, de certaines colorations de l'urine et surtout de l'ictère qui s'établit. Cet ictère n'est pas en relation avec des réactions polycholiques ; il est dû à la transsudation dans toutes les humeurs, comme elle se fait dans les urines, du plasma hémoglobinémique, et on ne trouve ni dans l'urine, ni dans les matières voisines, les réactions nettes et durables des pigments biliaires.

2. — *Endémo-épidémie.*

Les chiffres suivants, empruntés aux travaux de Cazalas et de Jacquot, fournissent la preuve que l'endémo-épidémie s'est faite, en Macédoine, aux mêmes époques et dans les mêmes conditions qu'en Lombardie en 1859 et qu'à Rome lors de l'expédition et de l'occupation (1849 à 1853).

Armée d'Italie, 1859. — « Les fiévreux ont atteint le « pourcentage de 50 p. 100 du contingent total (il s'agit de « l'hospitalisation). Il y a eu environ 100 000 malades et « 2 500 décès, soit une mortalité de 2,50 p. 100 entrants et « de 1,20 p. 100 comparativement à l'effectif. »

« Les fièvres rémittentes, la diarrhée et la dysenterie ont dominé la constitution médicale pendant toute la durée de la campagne. La proportion est la suivante : 57 fièvres palustres, 26 diarrhées et dysenteries, soit, pour l'endémo-épidémie, 83 p. 100.

15 juin	2.000	malades	2 p. 100	de l'effectif.
1er juillet	25.000	—	12 p. 100	—
4 août	41.700	—	?	
9 septembre	11.000	—	18 p. 100	—
25 octobre	4.200	—	8 p. 100	—
1er janvier	1.650	—	2 p. 100	—

Campagne et occupation de Rome :

1849.	Mai	232 entrées.
	Juin	376 —
	Juillet	2.558 —
	Août	3.801 —
	Septembre	2.932 —
	Octobre	1.928 —

« Juillet, août et septembre sont les mois les plus fiévreux au point de vue de la fréquence et de la gravité des accidents (1). »

1850.	Mai	242 entrées.
	Juin	224 —
	Juillet	379 —
	Août	1.250 —
	Septembre	1.070 —
	Octobre	602 —
1851.	Mai	240 entrées.
	Juin	246 —
	Juillet	499 —
	Août	929 —
	Septembre	505 —
	Octobre	215 —
1852.	Mai	150 entrées.
	Juin	180 —
	Juillet	457 —
	Août	530 —
	Septembre	723 —
	Octobre	295 —
1853.	Mai	184 entrées.
	Juin	188 —
	Juillet	497 —
	Août	1.258 —
	Septembre	1.388 —
	Octobre	915 —

Macédoine, 1916. — En juillet, août et septembre, la morbidité palustre a décuplé. Cette extension s'est faite très brusquement et elle s'est maintenue en plateau pendant toute cette période estivale :

(1) La période d'augment de l'endémo-épidémie ne comprend guère que juillet ; la période d'état embrasse août et septembre ; la décroissance commence en octobre, elle est aussi lente que l'augment a été rapide et sa lenteur est rendue encore plus évidente par les rechutes et les cachexies. (JACQUOT, Lettres sur l'Italie.)

Cas frustes et avérés (1) :

Mars	220
Avril	220
Mai	200
Juin	1.300
Juillet	4.500
Août	5.000
Septembre	8.500
Octobre	7.000

On le voit, en Macédoine, comme en Italie, la diffusion de la malaria et sa généralisation se sont établies dans des conditions absolument comparables et presque identiques.

(1) Ces données numériques n'ont qu'une valeur comparative.

III. — PROPHYLAXIE

Cette morbidité des armées en campagne n'a été une surprise que pour ceux qui avaient perdu de vue l'enseignement à retirer des expéditions antérieures.

Elle avait été prévue, mais on avait cru pouvoir compter sur une notable atténuation dans le nombre et la gravité des cas grâce à une action prophylactique rationnelle.

Cette prévention a été basée — et elle devait l'être — sur la *prophylaxie mécanique* et la *prophylaxie quinique.*

Les résultats n'ont pas été aussi favorables qu'on l'avait espéré.

a. La protection par la moustiquaire et les grillages métalliques peut être effective dans des locaux permanents et dans des installations qui sont celles du cantonnement en temps de paix, mais ces moyens ne sont que difficilement et très incomplètement réalisables quand la troupe est dispersée dans des locaux de passage ou abritée sous la tente.

Il faut ajouter que la moustiquaire réglementaire n'assure qu'une protection très partielle, du fait qu'elle n'est pas close sur ses deux faces. Disons aussi que l'éducation de l'officier et du malade qui, seuls, étaient appelés à en bénéficier, était très incomplète et que ce n'est qu'à la longue qu'ils ont appris à s'en servir efficacement.

b. Quant à la *quino-prophylaxie*, on lui a demandé plus qu'elle ne pouvait donner aux doses prescrites, doses qu'il y a, au reste, inconvénient à dépasser. Nous pensons avec M. Laveran qu'il est préjudiciable de les exagérer, particulièrement quand l'administration en est continue. La saturation quinique, maintenue un assez long temps en dehors des périodes fébriles, détermine parfois des accidents d'intoxication ; en toute occurrence, elle crée ce qu'on pourrait appeler une *anaphylaxie thérapeutique* qui fait que le médicament perd sa valeur curative et que son emploi donne lieu à des mécomptes.

La prise journalière ou presque journalière de quinine

n'est adéquate à l'influence morbigène que dans les circonstances où l'absence de protection n'est pas absolue et où l'hémamibe n'a pas acquis une virulence extrême par suite des passages successifs et répétés chez des sujets neufs, comme c'est le cas au cours de la saison estivale quand la presque totalité de la troupe est jetée en plein milieu épidémié et qu'elle provient directement de régions où la malaria est absente.

Pendant la première période de l'endémo-épidémie (période vernale), la prévention quinique a diminué dans une proportion notable le nombre des cas avérés ; elle en a estompé la symptomatologie et réduit notablement la gravité, de telle sorte que les hospitalisations pour paludisme ne sont devenues nombreuses que vers la mi-juin.

C'est à cette intervention continuée qu'est due la guérison, au moins momentanée, des déterminations initiales du paludisme au cours des mois d'avril, de mai et de juin. Grâce à elle, les hommes ont pu partir sur pied ou soigner à l'infirmerie des malaises mal précisés et mal déterminés et qu'on ne songeait pas à rapporter à l'endémie en cours.

Les accidents particulièrement graves, que l'on a observés à la saison d'été chez certains malades, ne se sont pas multipliés et n'ont pas entraîné une mortalité élevée, grâce à cette action prophylactique.

Mais j'ajoute qu'il me semble acquis qu'à cette période particulièrement malsaine, chez des troupes qui fatiguent beaucoup et à qui aucune protection n'est assurée contre les contaminations anophéliennes, la prévention par la quinine ne peut donner qu'un résultat partiel. On peut dire que, dès la fin de juin, la presque totalité des hommes a subi l'imprégnation de la malaria, que les manifestations en aient été frustes ou avérées. Il faudrait, à cette époque, non pas recourir à la quinine préventive, mais à la *quinothérapie* et la prescrire dans des conditions que nous indiquerons dans la prévention des rechutes.

Pendant cette même période s'impose plus utilement

encore qu'au printemps le dépistage des accidents initiaux de l'intoxication, de façon à intervenir dès ce moment.

Nous verrons, au reste, que, manié à des doses thérapeutiques et même toxiques, ce médicament ne réalise jamais ce que l'on a appelé la « therapia sterilisans magna » et que tout ce que l'on peut obtenir, même à distance des foyers d'infection, c'est la guérison progressive par stérilisation discontinue et prolongée.

A. — Prévention des premières atteintes.

La dose de quinine prescrite pour réaliser la prophylaxie est habituellement, dans les pays notoirement insalubres, de 25 centigrammes *pro die*; à notre avis, le sel quinique doit, de préférence, être absorbé le soir. C'est aussi l'opinion de Craig (1).

Dès que les circonstances climatériques ou locales deviennent favorables à la multiplication des anophélines, cette dose doit être doublée (2 comprimés de 25 centigrammes). Il importe, à notre avis, en s'en reférant aux indications que nous avons données sur l'évolution horaire des fièvres continues ou des fièvres d'accès, de faire absorber cette dose *en une seule prise*, dans la soirée, avant ou au cours du repas.

Nous insistons, en outre, pour que la ration de café accordée aux hommes soit *doublée*; c'est, en effet, le moyen assuré de réduire très notablement les inconvénients de cette médication et notamment les troubles sensoriels. Ajoutons que le café lui-même a toujours été considéré, dans les pays coloniaux, comme un préservatif contre la fièvre.

« Aux Indes occidentales, pendant la durée de la recrudescence « saisonnière (endémo-épidémie), chaque habitant prenait régu« lièrement, dès le réveil, une tasse de café très fort, additionné « fréquemment de jus de citron et, dans la journée, des macérations

(1) Captain Craig, du Medical corps U. S. A., La prophylaxie de la malaria (Voir *Bulletin de l'Office international d'hygiène publique*, 1915, n° 7).

« de bois dits amers, en même temps que du vin de quinquina « composé (1). »

Pour notre part, nous considérons qu'à la période estivale cette ingestion de deux comprimés doit être maintenue quatre à cinq jours sur sept, sauf à être ramenée deux à trois jours par semaine à un seul comprimé (25 centigrammes).

B. — Prévention des rechutes.

Mais ces quantités deviennent insuffisantes dès que s'est faite et surtout que s'est renouvelée l'imprégnation palustre, cas habituel chez tout homme qui, pendant un certain temps, reste exposé, sans défense, pendant la saison chaude, aux piqûres anophéliennes.

Il importe que le médecin qui a charge de la santé des troupes en passe régulièrement la visite deux à trois fois par mois, tous les dix jours environ, et que, par l'examen direct et l'interrogatoire, il fasse le triage de ceux qui ont cessé d'être indemnes.

Il faut, pour éviter toute erreur, qu'il soit exactement renseigné sur les manifestations initiales, qu'il sache combien elles sont frustes et surtout combien les impressions du malade sont souvent très peu nettes, alors même qu'il porte ou a porté la fièvre sur pieds, nombre de jours, à d'assez fréquentes reprises.

Chez ces hommes, il ne s'agit plus de quino-prophylaxie, au sens étroit du mot, mais de *prévention des rechutes et des rénovations*.

Les doses et les horaires de l'administration doivent être modifiés. Autant que possible, il faut dépister la crise en cours ou celle qui vient de se terminer, se rendre compte de son début qu'on doit prendre comme point de départ.

Nous conseillons, pour ces cas et pendant toute la durée des mois où sévit le paludisme épidémié, les prescriptions suivantes :

(1) Grall, in *Traité clinique de pathologie exotique*, de Grall et Clarac, tome Ier, Paludisme.

75 centigrammes à 1 gramme de quinine tous les soirs, de 18 à 20 heures, pendant les 4 à 5 jours qui correspondent à la crise ou à la menace de crise.

Ces comprimés (3 à 4) seront ingérés à l'heure indiquée et en une ou deux prises très rapprochées ; ce pourrait être au repas du soir.

Les cinq jours suivants, on réduira leur nombre à un ou deux par jour, puis on reprendra pendant une nouvelle durée de 4 à 5 jours la dose initiale. On continuera assez longuement et pendant au moins quatre à cinq semaines cette cure préventive.

Il n'est pas assuré qu'on supprime de la sorte tout accès de fièvre, mais on en réduira notablement le nombre et ils seront amoindris. On évitera incontestablement la faillite de l'organisme.

Cette règle sera celle dont il faudra faire l'application après le *rapatriement des malades*, pendant le *traitement à l'hôpital*, pendant le *séjour dans la famille* et, dirons-nous, pendant le *premier mois du retour au corps* ; la médication quinique pourra être totalement discontinue, les hommes n'étant plus exposés à des réinoculations. Le palustre cessera toute ingestion de quinine aux périodes intercalaires entre les crises ; la médication spécifique sera remplacée par l'ingestion de la poudre (4 à 6 grammes) ou de la décoction de kina.

En résumé, le palustre, à partir du jour où sa maladie est avérée (et il faut que le médecin le dépiste quand il ne vient pas à la visite) *devra être tenu en surveillance médicale constante et soumis, pourrait-on dire, à des stérilisations discontinues* par la quinine à doses actives (75 centigrammes à 1 gramme). Les périodes intercalaires à la médication devront être de même durée que celles où s'absorbe le médicament spécifique, de façon à éviter l'accoutumance.

C. — Protection des hospitalisés.

Quand les malades sont en traitement dans des formations

hospitalières situées dans des zones palustres, un autre souci doit s'imposer au médecin pendant tout le cours de la saison endémo-épidémique, aussi impérieux que le traitement spécifique. C'est celui de réaliser, par la moustiquaire dont doivent être garnis tous les lits, la protection des malades contre les anophèles dans tous les locaux où le grillagement n'a pu être pratiqué de façon efficace (et il ne peut l'être dans des locaux provisoires).

Les précautions les plus minutieuses doivent être prises, sous une surveillance constante, pour que la moustiquaire soit étroitement bordée et close sur ses deux faces comme à ses extrémités.

Plus qu'un homme en santé, un alité (ou même simplement un homme hospitalisé), placé dans des salles où sont maintenus des porteurs de germes, est exposé à des réinfections massives et virulentes.

Une recommandation trouve ici sa place : toute moustiquaire qui est ouverte sur une de ses faces ou qui est placée en dehors des montants ne donne qu'une protection illusoire : elle est toujours plus ou moins béante et devient une véritable cage à anophélines.

Dans les pays méditerranéens, la moustiquaire de tête est d'une grande utilité pendant les heures de la sieste pour protéger les hommes des piqûres des mouches. Elle ne peut donner que des résultats très incomplets pendant la nuit, car le sommeil est trop profond pour que l'homme, dans ses mouvements, ne la déplace pas sans s'en apercevoir.

D. — Immunité relative des contingents africains et coloniaux.

Confirmation très nette a été obtenue en Macédoine de la constatation, déjà faite dans toutes les campagnes coloniales, de la résistance notablement plus grande au paludisme des races colorées, des Africains du Nord et même des individus et des groupes qui ont subi l'imprégnation antérieurement, soit dans leur pays natal, soit hors d'Europe.

Cette immunité est relative ; elle n'empêche pas les récidives et les rechutes, mais l'atteinte à l'état général est beaucoup moindre et le rétablissement plus rapide.

Au cours de la période vernale et à la fin de l'automne, ces « anciens », pour employer le terme usité, renouvellent assez fréquemment leurs accès, mais ces accès sont uniques ou presque uniques ; ils sont de courte durée, bien que les températures de l'acmé puissent être élevées. Ils sont du type tierce.

Chez eux, toutefois, particulièrement à la période automnale, les accidents gastriques sont notoirement plus accusés ; les vomissements se produisent à chaque accès et la médication vomitive est de la plus grande nécessité. Quand elle précède la quinine, elle en assure la tolérance et l'efficacité.

Les observations suivies à Salonique et au retour en France ont établi un fait plus particulièrement intéressant au point de vue doctrinal ; c'est que nombre de provenants des Dardanelles, qui n'avaient pas eu notion réelle de leur imprégnation palustre dans ce milieu, c'est que nombre des arrivants de l'automne de 1915, qui n'avaient subi à cette date, comme leurs camarades des Dardanelles, que des manifestations atténuées et frustes du paludisme initial, ont réagi l'année suivante, comme les Africains et les paludéens avérés.

Il n'est pas contestable que si les contingents destinés à opérer dans les régions insalubres étaient recrutés dans ce milieu, le pourcentage des malades serait atténué dans de notables proportions.

Cette immunité des « anciens » fait contraste d'autant plus accusé que les « nouveaux », surtout ceux qui débarquent à la saison estivale, offrent une grande fragilité. La presque totalité de ces derniers contingents présente, dès les premiers mois, des formes massives et continues auxquelles succèdent des séries prolongées d'accès graves. Quelques semaines plus tard, les forces sont chez eux à ce point atteintes que l'invalidité est presque totale et que le rapatriement s'impose pour le plus grand nombre d'entre eux. Même après le retour en France, ces malades continuent à accuser des formes rebelles, tenaces et longuement dépressives.

Ce ne sont pas là des données nouvelles. Elles se trouvent relatées plus ou moins nettement dans les mémoires qui ont traité de la malaria des armées, mais l'expérience, peut-on dire, n'avait jamais été suivie sur des effectifs aussi nombreux et dans des conditions aussi nettes pour établir une comparaison entre les différents groupes.

E. — Amibiase concomitante du paludisme.

Cette prévention des rechutes, comme au reste la cure des paludéens dans les hôpitaux, ne peut s'obtenir dans certains cas (fig. 19).

On est tenté d'en conclure que la prévention et la médication sont en défaut. Cela peut être vrai chez certains malades et il est nécessaire pour eux de forcer les doses et de recourir à d'autres modes d'administration ; mais, dans la majeure partie des cas, cette faillite apparente trouve sa raison d'être dans une complication que l'on méconnaît et qui est, peut-on dire, la seconde moitié de l'endémo-épidémie, l'amibiase.

La quinine est sans effet utile contre cette association morbide. Le seul médicament qui puisse donner un résultat est l'ipéca ou l'émétine qui en dérive.

Ce n'est pas seulement au pays de l'endémo-épidémie qu'il faut rechercher et pourchasser cette complication que presque toujours, nous avons vu méconnaître. Elle s'observe chez un bon nombre de rapatriés.

Une grande part des flux intestinaux dits *palustres* ont leur explication dans cette association.

Les malades sont soumis à une médication quinique

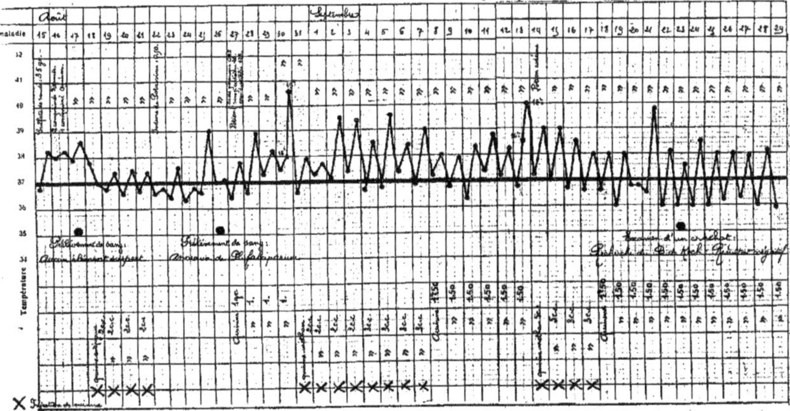

Fig. 19. — Paludisme et amibiase. La quinine est sans action sur la fièvre hépatique.

active; ils ne se remettent que lentement et incomplètement. L'atteinte à l'état général est parfois considérable. Au bout de quelques semaines, malades et médecins perdent patience. L'homme sort de l'hôpital. Il sera bientôt repris de fièvres où lui-même ne se retrouve pas; elles sont plus durables, bien que moins élevées, que celles qu'il avait ressenties dans les régions dont il arrive.

Il est traité pour paludisme, pour paratyphoïde, pour fièvre de Malte, et le vrai diagnostic n'est porté que quand l'abcès hépatique est formé et collecté (voir fig. 3).

Cet aboutissement presque forcé peut se faire attendre: il y a fréquemment, sous l'influence du repos et de l'hygiène, des intermissions réelles et prolongées. Il faut le savoir pour ne pas écarter le diagnostic de « lésion hépatique », bien que le patient soit rentré depuis plusieurs mois et qu'il ait été considéré comme rétabli des atteintes morbides contractées hors de France.

IV. — TRAITEMENT DE LA MALARIA

La malaria étant constituée par des déterminations morbides de double origine, il faut envisager les indications qui ressortissent à chacun des éléments en cause et celles qui résultent de leur association, quand paludisme et amibiase sont simultanément en action.

1. — Traitement du paludisme.

Le paludisme épidémié, il faut entendre par ce mot les formes particulièrement virulentes du paludisme, a toujours frappé les esprits par la gravité de ses atteintes et la ténacité de ses rechutes, malgré le traitement le plus actif.

Certains observateurs ont pu croire et dire que la quinine n'avait pas d'action sur ces manifestations ; ils ont demandé à la médication quinique plus qu'elle ne pouvait donner et ont conclu, de l'insuccès constaté, à l'inefficacité du médicament.

Ils n'étaient pas prévenus que certaines formes de l'hématozoaire sont quinino-résistantes : mérozoïtes des fièvres continues se multipliant, on le sait, par bipartition dans la circulation générale ; formes en croissant du paludisme primaire ; gamètes de la tierce ; schyzontes d'un accès en cours depuis quelques heures.

Les déterminations qui en sont la manifestation ne peuvent, par suite, que recevoir atténuation du traitement.

D'autre part, les modes d'administration employés n'ont pas été ceux qui pouvaient assurer le plus complètement l'action de la quinine.

Les praticiens ne se sont pas toujours inquiétés des horaires, donnée que, bien à tort, on a cessé de considérer comme de première importance dans la cure du paludisme. Ils n'ont songé qu'à forcer les quantités prescrites jusques et au delà des doses thérapeutiques. Fort heureusement ont-ils eu recours presque uniquement à l'injection interstitielle sous-cutanée et intramusculaire, procédé qui, nous sommes tenu de le rappeler, est le moins actif de ceux que l'on peut prescrire pour l'emploi de la quinine.

Ils ont considéré que la quinine en injection agissait plus vite et plus massivement que par la voie digestive, contrairement aux données de l'expérimentation.

L'efficacité de la quinine est complète quand il s'agit des rechutes, pourvu qu'elles soient éloignées de tout apport exogène réellement actif ; mais cette efficacité, pour être réelle, est loin d'être aussi évidente quand il s'agit de réinfections récentes ; elle l'est moins encore quand elle s'adresse aux manifestations de première invasion... On ne peut que les atténuer, les écourter et mettre obstacle aux reprises imputables à la reviviscence du paludisme endogène.

L'efficacité de la quinine ne va pas au delà, il faut bien le savoir et ne pas tirer de son inactivité relative la conclusion que la malaria n'est pas en cause; on ne coupe pas avec la quinine, quelles que soient la dose et la formule, un accès en cours ; également on ne coupe pas la série septenaire des fièvres d'infection et de réinfection.

Il faut savoir en outre que, dans les manifestations du paludisme récent ou récemment rénové, la quinine n'est pas toute la médication. Il est toujours exact de dire qu'en outre de l'élément spécifique, il entre en cause un élément associé (gastrique ou gastro-bilieux), que nous pouvons considérer, en nous plaçant au point de vue de la doctrine actuelle, comme étant d'origine toxinhémique ; il en faut débarrasser le terrain, en vue de préparer l'action curative des sels quiniques.

« Les éléments bilieux et intermittents constituaient « le fond de cette fièvre. L'élément gastrique était l'élément « essentiel. Il entrait toujours pour une large part dans la « composition de la fièvre épidémique.

« Dans les cas, fort rares d'ailleurs, où la fièvre gastrique

« était vierge de tous phénomènes intermittents, la diète, « un vomitif, un purgatif suffisaient ; mais, chez la plupart des « malades ainsi guéris, les rechutes étaient fréquentes ou bien « les accès intermittents ne tardaient pas à se montrer. De « sorte que, pour guérir promptement et sûrement les fièvres « gastriques (même sans intermittence), le meilleur moyen « était de les traiter comme la fièvre rémittente, par les éva- « cuants et le sulfate de quinine, simultanément.

« Il en était de la fièvre intermittente simple, seulement « traitée par le sulfate de quinine, comme de la fièvre gas- « trique traitée seulement par les évacuants. Sa guérison « n'était que momentanée ; une récidive ne tardait pas à se « produire et, de récidive en récidive, le malade passait en « peu de temps à un état cachectique.....

« La complication gastrique n'était pas évidente dans « tous les cas, mais, au fond, elle existait toujours et le sul- « fate de quinine n'exerçait généralement la plénitude de « son action fébrifuge qu'après l'emploi des évacuants et « notamment des vomitifs (1). »

Nous avons tenu à reproduire intégralement cette longue citation et à apporter la preuve que notre opinion à cet égard a toujours été celle des médecins qui ont longuement pratiqué dans les pays chauds : on ne combat efficacement la *malaria* qu'en associant la médication évacuante au traitement anti-microbien.

Fièvres d'infection et de réinfection primaire.

L'indication première, disaient nos devanciers, n'est pas d'administrer le médicament dit spécifique, il importe avant tout de préparer son action.

« L'expérience a prouvé que si, dans les fièvres franchement « intermittentes, saburrales et bilieuses, le vomitif est très « utile mais non indispensable, il y a nécessité de recourir à « cette médication dans la fièvre rémittente (2). »

(1) Cazalas, Maladies de l'armée d'Italie.
(2) Jacquot, Lettres sur l'Italie.

La racine d'ipéca ou sa poudre sont les agents les plus efficaces pour la réalisation du résultat recherché.

Dans les formes graves des fièvres continues palustres, cette médication doit être prescrite à l'entrée et reprise à chaque ressaut de la crise fébrile.

Dans les formes moyennes et surtout atténuées, l'action de l'ipéca sera remplacée par l'action évacuante de limonades purgatives.

Les formules conseillées sont les suivantes : julep gommeux tenant en suspension 1 gramme à 1gr,25 de poudre d'ipéca, ou décoction de racine d'ipéca obtenue en faisant bouillir dans 150 grammes de liquide 4 à 5 grammes de racine d'ipéca concassé.

Ces potions se prennent dans la journée. On espace les prises de façon à éviter les vomissements trop répétés. On en facilite la tolérance, si besoin est, en associant l'opium.

Quand l'ipéca est donné en vomitif, il doit être administré dans la soirée, au moment où se fait sentir la détente journalière.

Trois heures après le vomitif ou la potion à l'ipéca, vers 19 à 20 heures, on fera prendre le sel quinique qui, à moins d'intolérance absolue ou d'accidents pernicieux, sera ingéré par la voie buccale en solution opiacée ou en cachet de préférence, si l'on veut tenir compte de certaines susceptibilités.

La dose sera moyennement d'un gramme cinquante, elle ne devra pas excéder 2 grammes, même dans les formes graves.

« Le vomi-purgatif doit commencer le traitement quand « il n'y a pas péril en la demeure et le sulfate de quinine « est administré le lendemain ; dans les cas menaçants, le « tour est renversé. La tolérance du fébrifuge devient ainsi « plus facile ; enfin, celui-ci agit plus efficacement. Dès l'ori- « gine, évacuants et sulfate de quinine... et consécutivement « toniques (1). »

(1) JACQUOT, Lettres sur l'Italie.

Il ne s'agit pas de faire tourner court à la maladie (ce qu'on n'obtiendra que dans les cas où elle touche à sa fin), mais d'en atténuer progressivement et lentement les phénomènes.

« Nous nous résumerons en disant que la quinine à dose « suffisante, sous réserve que l'heure de son administration « soit opportune, transforme une intoxication massive en « une intoxication de moyenne gravité et peut, à ce point, « atténuer les formes légères qu'elles rentrent dans les cas « abortifs (1). »

La continuité de la fièvre résultant de la multiplication par bi-partition des mérozoïtes entraîne l'obligation de continuer la médication quinique pendant toute la durée de cette fièvre d'invasion ou de rénovation.

Chaque soir, le médicament spécifique devra être ingéré à la même dose et à la même heure, car c'est l'*hora optima.* Qu'il s'agisse en effet d'accès subintrants ou d'accès isolables, *ils débutent dans la prime matinée* ; c'est vers le jour naissant et quelquefois plus tôt que se fait la rupture des gamètes ; c'est, par suite l'heure où la quinine devra être en pleine action : or, ce résultat n'est obtenu que huit à dix heures après l'ingestion. En prescrire l'administration plus tôt et surtout plus tard, c'est s'exposer à ne pas obtenir la *sommation* à l'heure favorable, *à moins de recourir à des doses exagérées.*

Le malade entre rarement au premier jour de la maladie. Quand il s'agit de la manifestation initiale, il n'est soumis à l'observation médicale qu'au troisième ou quatrième jour au plus tôt et quelquefois à la fin du septenaire. Le médecin assistera dans ce cas, à ce que j'ai appelé la « cassure » de la fin du septenaire. Il doit être prévenu que, dès le lendemain, se produira une reprise de fièvre et qu'il faut agir, pour l'enrayer, malgré la détente qu'il peut constater.

(1) Grall, Paludisme, fasc. I, du *Traité de Pathologie exotique* de Grall et Clarac.

Fièvres de rénovation. — Rémittentes gastriques, rémittentes automnales, rémittentes bilieuses.

Les fièvres continues traitées à l'hôpital sont plus souvent celles de la *révovation* du paludisme. La période d'incubation ne se passe pas dans ces cas, sans la reviviscence des accès antérieurs, reviviscence assez bruyante. Ces malades ne s'y trompent pas ; ils s'empressent de demander des soins, à l'inverse de ceux qui en sont à leurs premières manifestations et qui, souvent, les portent longuement sur pieds.

Chez eux, on enregistrera d'abord des accès quotidiens ou tierces, mais bientôt s'établira la continuité de la fièvre (cinq à six jours en moyenne).

Il faut s'y reconnaître et ne pas mettre sur le compte d'associations morbides cette succession de fièvres d'accès et de fièvres continues, évolution qui peut sembler anormale quand on n'est pas prévenu et qu'on est, par suite, tenté de classer en dehors du paludisme.

Les indications thérapeutiques sont les mêmes que dans les fièvres d'invasion.

Dans ces cas, la poudre d'ipéca en potion, administrée à dose filée, trouve sa plus utile indication. Les accidents gastriques et gastro-bilieux, sont en effet plus accusés que dans les fièvres d'invasion, particulièrement quand il s'agit de paludisme contracté antérieurement à l'endémie en cours. On peut dire que, chez ces derniers malades, il y a non seulement gastricité, mais biliosité. Le traitement est celui que Colin a indiqué pour les « fièvres rémittentes d'automne ».

Il faut savoir qu'également ici, la médication quinique n'agira qu'à titre palliatif; elle n'est pas assez puissante pour empêcher l'évolution successive de ces fièvres d'accès et de cette fièvre continue. Mais, elle met à l'abri des accidents mortels et réduit la durée et la gravité de ces formes.

La quinine n'est *immédiatement et complètement* efficace, que lorsqu'elle est appliquée au traitement des manifestations du cycle schyzogonique et quand celles-ci surviennent à longue distance de la première infection ou de toute réinfection.

On ne saurait trop redire, en y insistant, que la quinine est beaucoup moins puissante quand elle est prescrite contre les fièvres d'invasion ou de rénovation du paludisme (déterminations des apports exogènes). Son action est limitée pour cette phase à l'abaissement de la température et à l'atténuation des phénomènes généraux, comme aux stades où les accès évoluent en séries prolongées, constatation qui indique toujours l'action récente d'apports anophéliques.

La cure du paludisme d'invasion ou de rénovation récente ne peut s'obtenir que par stérilisation discontinue et longuement répétée.

Ce sont faits à mettre en évidence pour éviter l'exagération des doses ou la négation de la valeur du médicament.

Les conclusions tirées de l'observation suivie en France et en Algérie-Tunisie ne sont valables que quand il s'agit de rapatriés chez qui des réinoculations actives se sont produites les jours qui ont précédé le départ et chez qui le médecin traitant constate l'évolution d'une fièvre continue de réinfection.

Nous avons dit, et nous tenons à répéter, qu'il est une association qui peut prêter à la méprise : c'est celle de l'hépatite amibienne restée fruste jusqu'à cette date et qui, sous l'action de l'hématozoaire et de ses toxines, reprend activité. Dans ces cas complexes, il faut interroger de près la courbe thermique. Les inscriptions ne sont pas les mêmes dans les deux maladies ; que l'on prenne régulièrement les températures de la méridienne et de la soirée, la distinction deviendra très nette. Une détente notable vers les 20 heures permet d'affirmer qu'il s'agit d'une crise uniquement palustre, mais, si la fièvre est irrégulière et surtout tardive dans ses rémissions (au delà de vingt heures), il faudra interroger le foie et rechercher le parasitisme amibien dans les selles.

C'est dans ces cas d'association amibienne que l'on a plus particulièrement multiplié les prises et exagéré les doses de quinine sans bénéfice aucun pour le malade.

La médication habituelle ne donne pas les résultats escomptés, l'émétine seule, prescrite à fortes doses pendant une série de cinq à six jours, en lieu et place de l'ipéca, fait tomber la continuité ou la sub-continuité de la fièvre.

Fièvres d'accès.

On trouve dans ces fièvres de l'évolution schyzogonique, quand elles s'observent à la période estivale et automnale, la double indication thérapeutique signalée dans les fièvres d'infection ou de réinfection, car, à ces dates, elles les suivent de près et en partagent la nature, comme l'indiquaient Jacquot et Cazalas. Il faut agir contre l'hématozoaire et contre ses toxines.

Cette seconde indication ne se présente pas, quand le paludisme est ancien et n'a pas été rénové.

Contre l'élément gastrique ou gastro-bilieux (élément toxinhémique) qui accompagne si souvent ces crises, le remède à prescrire, dès l'entrée, est le vomitif à l'ipéca.

Toutefois, quand il y a danger, il paraîtra prudent de débuter par une injection interstitielle de sel quinique (75 centigrammes à 1 gramme) ; cette injection est nettement indiquée dans ces cas, *sous réserve de n'être pas renouvelée fréquemment les jours suivants.*

Quant à la quinine par voie buccale, il faudra l'administrer en tenant compte de la périodicité des rechutes et de l'horaire des accès.

Ces rechutes procèdent par séries d'une durée variable, mais qui ne peut excéder 5 accès consécutifs quand il s'agit du paludisme quotidien. Entre chaque série se constate une période d'intermission qui ne peut être de moins de six jours dans le paludisme à accès quotidiens et qui sera d'une durée de huit à dix jours dans les accès tierces.

Accès quotidiens.

I	II	III	IV	V
fièvre	fièvre	fièvre	fièvre	fièvre

VI	VII	VIII	IX	X	XI	XII
			pas d'accès			

XIII	XIV	XV	XVI
fièvre	fièvre	fièvre	fièvre

Retour des accès vers le vingt-cinquième jour.

Accès tierces.

I	II	III	IV	V	VI	VII
fièvre		fièvre		fièvre		fièvre

VIII	IX	X	XI	XII	XIII
		pas d'accès			

Retour des accès vers le dix-huitième jour.

Il en résulte qu'à moins de contre-indications ressortant de la courbe thermique, la règle est la suivante :

A. — Accès quotidiens.

Tous les soirs, vers les 8 ou 9 heures, $1^{gr},25$ à $1^{gr},50$ de sel de quinine, pendant cinq jours en deux cachets absorbés à une demi-heure d'intervalle, ou en solution opiacée (1 gramme pour 30 de soluté). Cesser cinq jours et reprendre au onzième jour en avance de quarante-huit heures sur la crise à venir.

On rectifie, s'il y a lieu, les dates de l'administration, en tenant compte de la loi de périodicité bi-septane et en s'inspirant de ce que les Italiens ont appelé l' « accès précritique ». Pour peu que les températures soient prises soigneusement et régulièrement aux heures indiquées, 8, 14 et 20 heures, on note, en effet, la veille des accès vrais, une tentative d'accès qui est l'avertissement que le malade va faire sa rechute. Il en rend compte lui-même quand on fait porter son attention sur ce point.

A mesure qu'on s'éloigne de l'infection ou de la réinfection, les prises de quinine seront moins fortes (trois à quatre jours seulement avec une intermission moyenne de sept à huit jours), mais la médication quinique devra être continuée pendant deux à trois mois, aux mêmes heures et par séries de jours (trois au moins, même dans les cas où il est fait constatation que les accès sont uniques).

C'est la prolongation de cette stérilisation *discontinue*, reprise aux dates et aux heures appropriées qui permettra d'obtenir et de maintenir la guérison. C'est le seul procédé qui paraisse pouvoir assurer ce résultat (1).

Si la médication est interrompue trop tôt ou irrégulièrement suivie, le paludéen reste exposé à des rechutes interminables qui feront perdre tout le terrain gagné et finiront par le conduire à un état cachectique, alors même que le fébricitant aura été éloigné du terrain d'infection.

Il faut, pour éviter toute surprise et pour échapper à la cachexie hydroémique de Kelsch, apporter à la cure la même persévérance que met l'hémamibe à se reproduire dans l'économie et on ne se rendra bien compte des résultats, que si, journellement, on prend et on inscrit les températures, plus particulièrement celle de 14 à 15 heures qui correspond à l'acmé des accès frustes.

Il ne faut pas s'en tenir, à cette période, non plus qu'au début de l'infection, aux impressions du malade pour fixer la date et la reprise des accès.

Il est souvent tenté de prendre pour de simples malaises les manifestations de la « fièvre » ; il les porte sur pieds et n'en parle pas, mais l'atteinte à l'état général n'en est pas moins progressive et pour peu qu'à l'une ou l'autre des rechutes, il se trouve en état de moindre résistance, les accès affecteront une gravité qui le place en danger immédiat.

(1) Nous avons indiqué que ce procédé thérapeutique était celui qui assurait à la fois la prévention des rechutes et celle des rénovations et nous ajoutons que pour éviter l'anaphylaxie quinique, il est de toute nécessité, quand on indique la quinine à ces doses, de la prescrire par méthode discontinue; la discontinuité devant être de plusieurs jours, si on veut éviter l'accoutumance et par suite la faillite du médicament.

B. — Accès tierces.

Dans ces formes, comme l'ont noté tous les observateurs d'Algérie et des Colonies, l'élément gastro-bilieux est toujours en action, pour peu qu'il s'agisse d'accès en séries (indice d'une réviviscence récente).

Il faut donc débuter, comme ils l'ont indiqué, par l'ipéca en vomitif. On a, au reste, disent-ils, vingt-quatre heures de répit avant de donner de la quinine, puisque le malade entre habituellement en cours d'accès et qu'il ne se renouvelle que le second jour de l'hospitalisation.

Les doses de quinine sont les mêmes, mais ici l'accès est incontestablement retardé ; il coïncide avec les heures auxquelles on est tenté de toujours le situer, en tenant compte des données classiques. On fractionnera la dose de quinine (moyennement $1^{gr},25$ à $1^{gr},75$) en deux moitiés : une à prendre le soir, le plus tard possible, et la seconde, le matin, le plus tôt possible... 22 heures et 5 heures.

Cette dose de quinine sera prise pendant huit à dix jours consécutifs. On interrompra le traitement pendant les huit jours qui suivent, puis on le reprendra. La quininisation se fera toujours en séries de huit à dix jours, en tenant compte de la périodicité des rechutes vers le dix-huitième ou le vingt-quatrième jour. On rectifiera les dates, s'il y a lieu, d'après les constatations de la courbe.

Il existe, dans le paludisme tierce, comme dans le paludisme quotidien, des manifestations *précritiques*, qui donnent l'alarme en temps voulu ; il importe de les saisir en prenant la température post-méridienne, car c'est le moment de la journée où se constate l'élévation de température de cet accès écourté.

Même à cet âge du paludisme, il ne faut pas s'en tenir à une règle passée dans les habitudes quand il s'agit des fièvres d'accès, celle de se rapporter au malade pour en fixer le début. Il faut savoir que ses impressions sont toujours en retard d'une heure à deux, quand la fièvre vient en froid. Dans les fièvres chaudes (accès de rénovation du paludisme tierce), elles peuvent être en retard de sept à huit heures. Il n'a notion de la fièvre qu'à l'heure où elle est voisine de l'acmé.

Quinine en injection interstitielle.

A notre avis, l'administration de la quinine doit se faire par ingestion buccale, de préférence à tout autre mode et à moins de contre-indications précises.

Celles-ci, peu nombreuses, se résument :

dans l'intolérance gastrique, quand elle ne cède pas à l'action vomitive, comme c'est le cas habituel,

dans la perniciosité évidente des symptômes,

dans l'apparition de l'hémoglobinurie.

Rappelons d'abord certains points de doctrine qui ne sont pas assez connus par le public médical français.

L'absorption de la quinine, quand elle est administrée par la voie sous-cutanée ou intramusculaire, débute quelques minutes plus tôt que lorsqu'elle est donnée par os, mais elle n'est pas plus importante au bout de la première heure ; elle l'est moins de la sixième à la dixième heure et l'élimination se prolonge plus longuement. L'action est donc moins massive.

Les doses à administrer doivent être les mêmes sous la peau que par la voie buccale. Il n'y a donc aucune économie à employer l'injection.

Les phénomènes d'intoxication s'observent à des doses moindres quand la voie buccale est utilisée. C'est une preuve évidente qu'on obtient la saturation thérapeutique à moindres frais, par l'ingestion que par l'injection hypodermique ou intramusculaire.

Ces conclusions sont communément acceptées par les expérimentateurs en Allemagne et en Italie ; ce sont celles auxquelles ont été conduits les cliniciens qui ont acquis une pratique spéciale de la thérapeutique du paludisme colonial.

On a pu croire que ces conclusions ne visaient que les solutions concentrées et acides, mais elles trouvent pleine application même quand le soluté est alcalin (quinine uréthane et quinine antipyrine).

Les sels de quinine exercent une action nécrotique sur les tissus de l'économie, qu'il s'agisse de l'hypoderme ou des muscles, alors même que les solutés sont très dilués. On en trouve la preuve dans les accidents que déterminent les injections et qui surviennent, quelle que soit la formule, quelles que soient les précautions d'antisepsie, quand elles sont renouvelées à la dose journalière ou presque journalière de 2 à plusieurs centimètres cubes dans les mêmes régions ou dans un voisinage immédiat.

Ces accidents se sont multipliés chez les malades de Macédoine comme antérieurement chez ceux de Madagascar.

Les plus bénins consistent en des tumeurs plus ou moins volumineuses qui se forment aux lieux d'élection des injections ; elles apparaissent en moyenne quinze à vingt jours après la piqûre. La région se tuméfie, la peau devient sensible à la pression et il se forme de véritables noyaux d'induration dans les fesses, sous la peau de l'abdomen ou sous celle de la cuisse (1).

Ces *indurations* représentent la phase initiale de la réaction des tissus vis-à-vis de la solution injectée; elles sont une preuve « palpable » que l'absorption ne s'en est pas faite, ou ne s'est faite que dans des proportions très minimes.

Ces phénomènes réactionnels s'atténuent parfois et le malade conserve seulement, des mois et des années, le souvenir du traitement quinique sous forme d'une tuméfaction dont le volume diminue à la longue. Souvent, elles occasionnent des douleurs vives (particulièrement au moment des déterminations fébriles) et une gêne, telle que le malade en arrive à solliciter une intervention chirurgicale.

(1) Prat-Flottes et Violle, L'abcès quinique (*Bull. Ac. médecine* 1917, n° 5).

« A cette période, si l'on incise, c'est une nécrose pure qui est mise à jour. Les tissus sont lardacés, en dégénérescence. Pas de pus. La quinine a déterminé une *mortification amicrobienne*, une *nécrose aseptique* des tissus. Le tissu cellulaire est le plus altéré, la peau est encore intacte et les plans aponévrotiques non encore dépolis. »

Le plus souvent, la tumeur augmente de volume et devient de plus en plus douloureuse. Le tissu fibreux est touché à son tour et s'effiloche ; les tissus voisins s'altèrent. L'*abcès* s'ouvre progressivement issue vers l'extérieur, par *nécrose* des tissus superficiels, quand une intervention opportune n'a pas été pratiquée à temps.

Ces abcès ouverts tardivement donnent lieu à ces vastes ulcérations dont nous donnons plus loin quelques exemples. Elles présentent une perte de substance considérable avec décollements profonds en sens différents, notamment dans les cas où les injections intra-musculaires sont en cause.

« Lorsque l'escarre est tombée, elle découvre un ulcère anfractueux, en cratère, dont les bords, taillés en pleine nécrose, vont reculer peu à peu jusqu'au tissu sain. Alors s'ouvre la phase dangereuse, celle des grands délabrements musculaires imprévus, des destructions nerveuses (1). »

Prat-Flottes et Violle donnent à ce sujet les renseignements suivants :

« Les muscles s'altèrent ; des groupes de faisceaux s'indurent et se mortifient. De véritables blocs de fibres nécrosées se détachent aisément des faisceaux musculaires sains, offrant l'aspect de morceaux d'argile, de tissus mortifiés et d'étoupes grisâtres. Le muscle, finalement, n'est plus qu'une bouillie purulente (fig. 1 et 2)... »

Dans certains cas, la zone de mortification des tissus, en surface ou en profondeur, est telle que la restauration *ad integrum* est impossible.

On avait l'habitude de traiter comme des abcès ordi-

(1) Moreau, Escarres et abcès quiniques (*La Presse médicale*, 23 mars 1917).

naires ces lésions post-quiniques, qu'elles soient spontanément ou chirurgicalement ouvertes. On employait à cet effet les pansements multiples septiques ou antiseptiques, le nitrate d'argent, le sulfate de cuivre... On eut recours parfois à l'héliothérapie. Les résultats obtenus ont rarement été satisfaisants.

Il est de règle aujourd'hui, en présence des gros délabrements de la nécrose quinique, de pratiquer, sous chloroforme, des excisions larges et complètes des tissus mortifiés constituant les bords et le fond de la plaie.

A l'hôpital Saint-Mandrier à Toulon, on pratique le plus tôt possible (dès que l'empâtement est considérable) des excisions très étendues (8 à 10 centimètres), multiples (4, 5 et parfois plus), de façon à permettre l'expulsion facile du tissu cellulaire ou musculaire nécrosé, la mise à jour de tout divercule et à mettre à l'abri du même processus les tissus superficiels. Quarante-six interventions pratiquées d'après cette méthode ont donné, dans tous les cas, d'excellents résultats.

Les lésions nécrotiques peuvent s'accompagner de lésions qui portent le plus souvent sur le nerf sciatique ou sur une de ses branches ; il s'agit alors de véritables *névrites* aboutissant à des troubles permanents et occasionnant une invalidité durable.

MM. Sicard, Rimbaud et Roger (centre de neurologie de Marseille) ont eu l'occasion d'observer un certain nombre de cas de sciatiques graves avec paralysie des membres inférieurs, consécutives à des injections de quinine pratiquées dans la région fessière (1).

« En quelques semaines, nous avons rassemblé 10 cas et dans les mois précédents 5 autres, ce qui porte à 15 le total de nos observations.

« Cinq de nos malades sont encore retenus au lit avec douleurs vives et impossibilité de tout mouvement de mar-

(1) *Paris médical*, 6 janvier 1917.

che. Deux autres, après un an de traitement, n'ont vu aucune amélioration survenir et la réforme est devenue obligatoire. Huit autres sont en voie d'amélioration.

« Deux faits sont à mettre en évidence dans ces paralysies post-quiniques du sciatique :

« D'une part, l'injection pratiquée dans une région fessière mal choisie topographiquement ;

« D'autre part, l'effet destructeur de la quinine sur le nerf.

Nous avions, depuis de longues années (1886), appelé l'attention du praticien sur la fréquence et la gravité de ces lésions. « Il est prudent, disions-nous, de renoncer à faire des piqûres dans la région rétro-trochantérienne. Il nous est arrivé fréquemment d'être consulté pour des névralgies ou des névrites des branches du sciatique qui étaient imputables à des injections de sels quiniques poussées profondément dans les muscles de cette région (1). »

« Le tronc sciatique peut être lésé soit directement au contact de la solution quinique, soit indirectement par la production d'une inflammation du tissu cellulaire de voisinage, sous forme d'œdème, ou de nodosité, ou même d'abcès chaud avec infiltration.

« Cliniquement, tantôt les malades ressentent immédiatement après la piqûre une douleur extrêmement vive. Le pied se paralyse aussitôt complètement avec sensation de tuméfaction, de région ouatée, et reste ballant avec impossibilité de tout mouvement de flexion et d'extension des orteils ou du pied. Pendant près d'une semaine, l'indolence est absolue, puis, avec le septième jour environ, apparaissent des douleurs vives qui peuvent persister pendant des mois. L'amélioration ne se fait que lentement et il faut ordinairement compter sur un délai de un an à un an et demi avant que le sujet puisse se servir utilement de son membre inférieur.

(1) Grall, Paludisme, p. 502, in *Traité de pathologie exotique* de Grall et Clarac, fasc. I.

« Tantôt, au contraire, les troubles sensitivo-moteurs n'apparaissent que dans les jours consécutifs à la piqûre. Dans ce cas, la solution quinique a été déposée au voisinage du tronc nerveux et ce n'est qu'à la faveur d'une infiltration œdémateuse ou d'un abcès en formation que le tronc nerveux a été lésé secondairement.

« Dans l'un ou l'autre cas, il nous a été donné d'observer des troubles graves électriques pouvant aller jusqu'à la réaction de dégénérescence totale (1). »

Les observations suivantes sont transcrites à titre de documentation complémentaire.

1. « Médecin auxiliaire B... — Au cours de son hospitalisation à S... (trente-cinq jours), reçoit 40 injections intramusculaires dans les fesses. Vaste escarre de la fesse droite avec délabrement intéressant non seulement les téguments, mais le tissu cellulaire sous-cutané, le tissu conjonctif et le tissu musculaire. Guéri de son paludisme, est maintenu à l'hôpital pour la réparation de cette lésion post-quinique. Période d'invalidation : trois à quatre mois environ. »

2. « Lieutenant D... — Reçoit dans l'espace d'un mois 54 injections : 28 intra-musculaires, 16 sous-cutanées et 10 intra-veineuses. Présente une escarre de la cuisse gauche, une escarre de la cuisse droite, une escarre abdominale. Ce malade, guéri de son paludisme en novembre, doit à ces accidents d'être encore à l'hôpital en janvier 1917, l'une des escarres à la cuisse n'étant pas encore cicatrisée. »

3. « Soldat D... — 40 injections intra-musculaires ou sous-cutanées pendant une période de traitement de vingt jours. Vaste lésion nécrotique de la fesse droite, avec décollements profonds et fusées purulentes allant jusque dans la racine du membre inférieur. Escarre de la fesse droite. Invalidation consécutive à ces lésions : quatre à cinq mois. »

4. « Soldat L... — Une injection dans chaque fesse. Volu-

(1) Sicard, Rimbaud et Roger, *loco citato*.

mineux abcès nécrotique de la fesse gauche, s'étendant jusqu'à l'articulation coxo-fémorale ; le grand trochanter apparaît. L'invalidation consécutive à ces lésions sera de cinq à six mois environ. »

5. « Capitaine S... — Cet officier dont l'intelligence et la mémoire sont très diminuées ne peut nous indiquer que par le qualificatif très nombreux, le chiffre des injections qui lui ont été faites à S... Vastes délabrements de toute la paroi abdominale. Cachexie profonde du malade. Officier incapable de reprendre du service actif. »

6. « Soldat D... — Reçoit pendant la durée du traitement 2 injections quotidiennes de quinine uréthane dans les régions fessières. Au total, 40 injections en une vingtaine de jours. Le malade n'a pu indiquer les doses prescrites. Les abcès commencent à se former quelques jours après les dernières piqûres, au moment de son rapatriement. A l'arrivée à l'hôpital S.-M..., tuméfaction considérable et douloureuse des deux fesses. Onze incisions sont pratiquées dans les jours qui suivent l'arrivée ; elles sont aussi étendues que celles que l'on pratique dans les phlegmons gazeux. Ces larges débridements permettent l'extraction de séquestres musculaires volumineux et donnent issue à une sérosité hémorragique. Les tissus superficiels sont intacts, la peau et le tissu cellulaire sous-cutané échappent à la nécrose, grâce à cette intervention, mais le chirurgien traitant estime que la guérison ne peut être obtenue qu'au bout de plusieurs mois (cinq à six). Malgré la multiplicité des injections et l'importance des doses, le malade a présenté, en cours de traversée et pendant son séjour à l'hôpital, de nombreuses reprises d'accès palustres (1). »

7. « Soldat C... — A reçu 12 injections de quinine. Abcès de la cuisse gauche. Cinq jours après l'incision, lymphangite de tout le membre inférieur gauche guérie au bout de quinze jours. Un mois après son entrée à l'hôpital de B...,

(1) Cette constatation a été faite chez la presque totalité de ces malades.

très gros abcès à la fesse droite. Huit jours après, phlegmon de la fesse gauche. Mort de pyoémie. »

8. « Soldat B... — 82 injections tant sous-cutanées qu'intra-musculaires et intra-veineuses. L'une des injections intra-musculaires détermine une polynévrite sciatique se traduisant par des troubles sensitifs et moteurs du membre inférieur gauche. Période d'invalidation très prolongée : six mois environ. »

9. « Soldat D... — Névrite du sciatique droit consécutive à des piqûres de quinine dont la dernière remonte au 11 décembre 1916. Depuis le 2 janvier 1917, et malgré le traitement suivi, aucune amélioration. »

10. « Caporal L... — Accès paludéens assez fréquents et violents. 15 injections de quinine. Toutes les injections ont été faites dans l'espace d'un mois (4 septembre au 15 octobre 1916). Œdème consécutif de la jambe droite, considéré comme imputable à une arthrite tibio-tarsienne droite. Se plaint depuis mi-septembre du membre inférieur droit qui est douloureux de l'émergence du sciatique jusqu'au pied. Au début, gonflement de la fesse, très douloureux, faisant penser à un abcès prochain. Cette tuméfaction a rétrocédé, mais il a persisté un œdème de la jambe et du pied, la cuisse étant douloureuse, mais moins œdématiée. Douleurs spontanées à la fesse, au mollet et sur le dos du pied, provoquées à la pression de la main tout le long du sciatique. Le malade se plaint de la faiblesse de la jambe et ne marche que soutenu sur une canne. Il ne peut faire guère plus de 100 mètres et ne monte au 3e étage où il couche qu'avec de grandes difficultés. Il reste alité. La sensibilité est diminuée. Pas d'amyotrophie notable. Peu de tendance à l'amélioration. »

On avait antérieurement enregistré des accidents consécutifs à des injections sous-cutanées et intra-musculaires de sels de quinine. On ne les a jamais observés avec la fréquence et la gravité rencontrées chez les malades en provenance de Macédoine.

Certains nous paraissent être dus à l'inexpérience du personnel et à des fautes de technique. Mais, le plus souvent, il convient d'incriminer la solution de quinine elle-même et la répétition des doses. Les sels de quinine injectés dans les tissus, quel que soit leur solvant, ne sont pas inoffensifs ; ils ont montré en tout temps et en tout lieu des propriétés irritantes et la gravité des accidents est d'autant plus prononcée que la quantité de quinine injectée a été plus concentrée et plus massive.

Il semblerait donc qu'on doive proscrire l'emploi de ces injections. Notons cependant que la quinine, si elle provoque des abcès et des escarres n'en détermine pas obligatoirement et infailliblement la production. D'autre part, il ne faut pas oublier que cette méthode rend parfois de très grands services et qu'il est nécessaire d'y avoir recours.

Dans ces cas, il est indiqué d'éviter la saturation des préparations et, par conséquent, de se servir de solutions suffisamment étendues. A notre avis, les solutions usuelles (quinine-uréthane et quinine-antipyrine) réglementaires dans le service de santé offrent le grave inconvénient d'être hypertoniques par excès de concentration quinique. Nous leur préférons la formule suivante indiquée par M. le professeur Laveran :

Quinine (chlorhydrate)..	0 gr. 50	pour 1 ampoule.
Antipyrine............	0 gr. 30	
Eau distillée...........	4 cent. cubes.	

Mais nous recommandons surtout la dissolution du sel quinique dans le sérum artificiel.

A l'injection intra-musculaire de ces solutions quiniques, nous préférons l'*injection sous-cutanée* : en cas d'accidents consécutifs, elle rend ceux-ci plus superficiels et moins graves. Les lieux d'élection de l'injection nous paraissent être les parois du ventre, les hypocondres ou la région antérieure de la cuisse, dont les tissus sont relativement peu serrés et se laissent plus facilement distendre.

Ces injections seront pratiquées exclusivement par des

médecins ou par des aides expérimentés; ils devront s'astreindre à une technique impeccable:

a) Asepsie de la solution et de la seringue ;

b) Asepsie de la région par un badigeonnage iodé ;

c) L'injection sera poussée lentement, après qu'on aura assurance de la mobilité parfaite de l'aiguille dans le tissu cellulaire. Une nouvelle goutte de teinture d'iode sera déposée sur la piqûre.

S'il se produit une inflammation locale et quelque peu douloureuse, l'application de compresses chaudes en déterminera rapidement la disparition.

La stérilisation des ampoules sera obtenue par tyndallisation.

Perniciosité.

Les accidents survenus, quels qu'ils soient, sont une menace immédiate pour la vie du malade. Il faut courir au danger, mais le danger n'est pas seulement dans le parasitisme, il peut tenir à la complication intervenue ; ce peut être une question de terrain autant, sinon plus, qu'une question de virulence de la maladie.

Il est donc aussi urgent de tout faire pour supprimer la complication que de détruire le parasite.

« On se contente trop souvent, dans les accidents pernicieux, d'administrer le sel de quinine pour conjurer l'accès suivant ; outre le danger à venir, il y a le danger présent...

« Le sulfate de quinine ne constitue pas toute la médication ; la forme de la maladie dicte aussi des indications spéciales... Le traitement doit être double ; à l'aide de la quinine, le médecin s'attaque au fond de la maladie, armé de moyens très divers, il fait la guerre aux accidents et aux localisations (1). »

La distinction établie entre les « accidents » et les « localisations » trouve dans tous les cas sa pleine application.

(1) Jacquot, *Loc. cit.*

Il en est où la perniciosité ne paraît dériver que d'une manifestation fonctionnelle, toute de surface, syndrome qui, portant atteinte aux fonctions vitales, place la vie en danger immédiat ; ce peut être l'hyperthermie... ce peut être l'algidité... ce peut être la diaphorèse exagérée... toutes

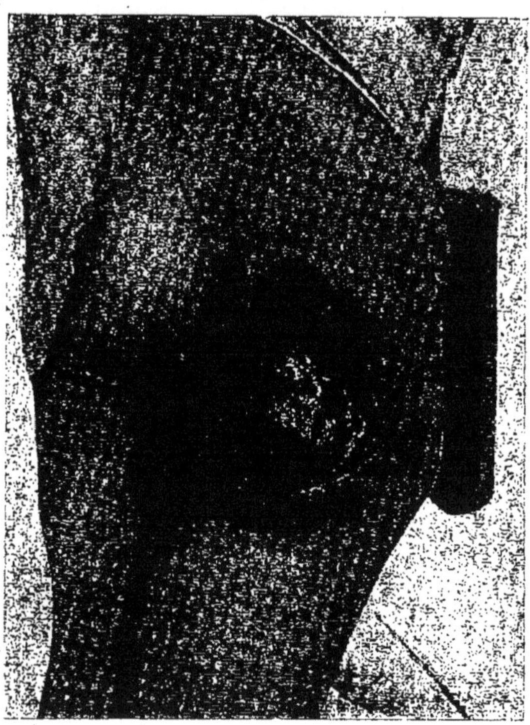

Fig. 20.

manifestations qu'on considère, en doctrine, comme l'exagération de l'un des stades.

Il faut combattre par les moyens appropriés l'hyperthermie si elle existe, le collapsus algide ou cardiaque, s'il est en cause, les réactions méningées ou encéphaliques.

Dans d'autres conditions, les congestions qui accompagnent la fièvre *se localisent* et s'exagèrent anormalement :

Du côté des centres nerveux... accès délirants, pouvant aboutir au coma,

Du côté de l'innervation cardiaque... accès cardialgiques,

Du côté des organes de la respiration... accès pneumoniques,

Du côté du rein et de l'organe hépatique... accès bilieux.

« Réveillez par tous les moyens possibles la vitalité prête à s'éteindre, dans l'algidité ou débarrassez les organes parenchymateux fortement congestionnés, sinon par des saignées, du moins par des sangsues (ou des ventouses scarifiées) et surtout par des révulsifs. Dans d'autres cas, il importe d'apaiser l'excitation nerveuse et de modérer la violence du délire.

« L'indication est tellement urgente qu'elle n'est plus secondaire, mais capitale (1). »

En toutes ces circonstances, il faut pratiquer d'urgence la révulsion et une dérivation actives, recourir aux excitants et particulièrement à l'éther à doses renouvelées.

Dès l'entrée, à titre de médication causale, on injectera une dose active de quinine : $1^{gr},75$ à 2 grammes.

Il est admis qu'on ne peut agir sur l'accès en cours, mais il est déjà temps de faire le nécessaire, pour atténuer celui qui doit suivre et peut entraîner les mêmes menaces. Ces injections seront renouvelées trois à quatre jours consécutifs et seront reprises en cas du retour d'accidents analogues.

L'association de sel de quinine à l'opium et son administration par la voie buccale, et à défaut par la voie rectale, parfois par ces deux voies, était une pratique courante jusque dans ces dernières années. Il faut se souvenir qu'elle a donné des résultats dont se sont beaucoup loués nos prédécesseurs. Nous estimons, pour notre part, que quand ils peuvent être pratiqués, ces modes d'administration ont une action plus rapide que l'injection interstitielle.

(1) JACQUOT, *Loc. cit.*

« L'opium favorise la tolérance et l'éther jouit de propriétés diffusibles, précieuses par leur énergie et leur activité (1). »

On est autorisé dans ces circonstances à recourir aux injections intra-veineuses, sous réserve de ne pas dépasser la

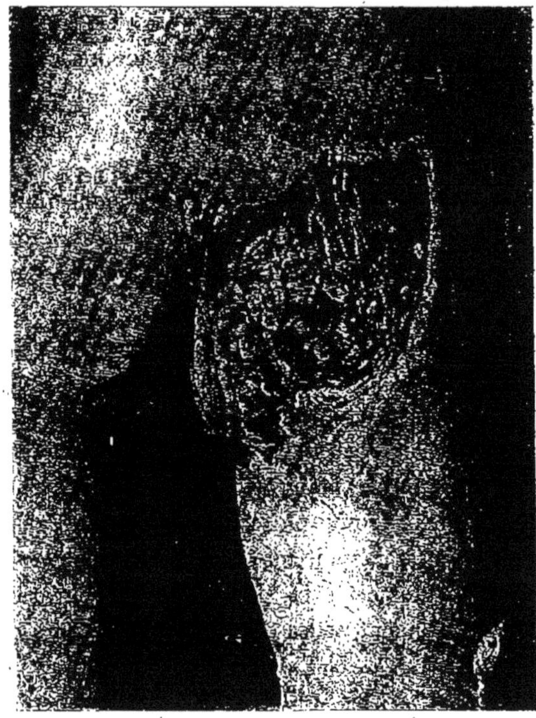

Fig. 21. — Escarre de la fesse consécutive à des injections de quinine (Greffes autoplastiques. Reverdin, septembre 1916, Hôpital Sainte-Anne, Toulon, Pavillon 4).

dose médicamenteuse. Or, il semble que la présence dans la circulation générale de 75 à 80 centigrammes représente tout l'effort thérapeutique réalisable, mais suffisant (Carnot).

Ce dernier mode d'administration ne doit pas être adopté en dehors d'une crise réellement pernicieuse. Les expériences

(1) JACQUOT, *Loc. cit.*

tentées en Macédoine et qui y ont été multipliées en dehors de la perniciosité, établissent que si elle peut agir contre la détermination actuelle ou plutôt contre celle du lendemain, l'injection intra-veineuse est exposée à une action prématurée. Injectée en cours d'accès, elle n'a que peu d'action sur la détermination actuelle et il apparaît que son élimination pourra être presque complète à l'heure où se fera le lendemain la pullulation des schyzontes. En aucune occurrence, l'injection intra-veineuse n'a mis obstacle à la continuation de la maladie par ces accès en séries qui sont la suite obligée d'une infection ou d'une réinfection actives.

Il faut, en outre, tenir compte des impressions que ressent le malade; elles sont réellement angoissantes, entraînent l'idée de mort immédiate, bien que, jusqu'à cette date, cette intervention n'ait pas, à notre connaissance, entraîné d'accidents mortels...

« La première de ces piqûres est extrêmement pénible. Trois quarts d'heure environ après l'injection, je suis saisi de vomissements et de frissons très violents. Il est impossible de me réchauffer, malgré force couvertures en pleine saison estivale. Je ne trouve plus ma respiration... j'ai la gorge serrée à étouffer et la poitrine contractée... Je reste deux heures environ dans cet état, puis c'est la prostration. »

Ces impressions sont celles d'un officier en cours de traitement.

L'association de l'adrénaline et la quinine a été recommandée, elle aurait donné des résultats favorables.

La collobiase de quinine a été essayée dans les accès pernicieux, sans aucun bénéfice.

L'action des autres colloïdaux et de l'hectine a été nulle. Quant à la cryogénine, elle doit être proscrite, en raison de son action dépressive sur le cœur.

Accès hémoglobinuriques.

Ce n'est pas dans la lésion hépatique toujours très peu accusée qu'est le danger, mais dans l'obstruction rénale, plus encore peut-être que dans la maladie causale.

C'est le cas de répéter avec tous les cliniciens avertis que l'indication essentielle est de maintenir la perméabilité du filtre rénal. Le moyen le plus actif, celui qui a incontestablement donné les meilleurs résultats est de rechercher et d'obtenir l'augmentation de la tension artérielle par les injections de sérum physiologique.

On a semblé craindre la rétention chlorurée ; pour notre part, nous ne songeons pas à nous en prémunir, car, en réalité, il n'y a pas de néphrite. L'accident à redouter est l'obstruction mécanique des glomérules et surtout des tubes rénaux par le dépôt des cristaux d'hémoglobine qui, au passage, se précipitent si l'urine est anormalement concentrée. C'est la diurèse abondante et facile qu'il faut conserver et obtenir.

C'est la méthode que Gouzien a préconisée et fait adopter en Afrique occidentale française et dans les colonies étrangères voisines et qui a donné pleine satisfaction à tous les cliniciens (1).

Il y associait certaines plantes des pays chauds (ahouandémé, racine de kinkelibah, produits adoptés par les indigènes de l'Afrique équatoriale) qui ont une action favorable sur la fonction rénale, dès que la période d'intolérance gastrique est passée.

C'est dans cette fièvre hémoglobinurique, plus encore que dans les autres, qu'il faut se rappeler le précepte de Jacquot antérieurement cité et s'en inspirer : « Outre le danger à venir, il y a le danger présent ».

En dehors des crises, on emploiera de préférence chez

(1) GOUZIEN, Fièvre hémoglobinurique dans *Traité clinique de pathologie exotique* de GRALL et CLARAC. Voir dans cet article les détails d'application de cette thérapeutique.

ces malades le tannate de quinine que l'on prescrira aux mêmes doses que le chlorhydrate.

Son usage permettra d'amoindrir les accès et d'éviter les accidents d'hémolyse sanguine qui peuvent les accompagner.

Les horaires et les périodes d'administration du sel varieront suivant que l'hémoglobinurie accompagne des fièvres quotidiennes ou tierces, en conformité des indications qui ont été données quand il a été traité de la prévention des rechutes.

Il est bon de savoir qu'en Italie, une réaction se fait en faveur des sels considérés comme peu solubles.

Séquelles du paludisme.

Voici les indications posées par les médecins d'Algérie pour la cure des séquelles du paludisme aigu. Elles trouvent dans tous les cas que nous venons de passer en revue leur pleine application.

« L'arsenic n'a pas répondu à l'attente ; il ne peut être qu'un complément du traitement... Au contraire, le traitement suivant semble mériter toute confiance, car il donne à la grande majorité des cliniciens les résultats les plus favorables : régime très réconfortant, amers, café, quinquina en poudre, 4 à 6 grammes (enrobé dans du miel); ou mélangé à une tasse de café noir le matin... C'est la quinine sous une autre forme que les sels alcaloïdiques dont l'action semble s'épuiser quand on l'administre journellement... puis à l'époque présumée du retour de la fièvre quelques doses de quinine... sans discontinuer les amers et l'alimentation réparatrice et en y ajoutant, dirons-nous, des ferrugineux. »

Les détails du traitement à prescrire pour réaliser cette prévention des rechutes ont été indiqués dans la première partie de ce mémoire et nous n'y reviendrons pas.

2. — *Traitement de l'amibiase associée au paludisme.*

La thérapeutique de l'amibiase hépatique a longtemps bénéficié de ce fait que, souvent méconnue à ses premiers stades, dans sa nature et dans son origine, elle était considérée comme une complication d'origine palustre.

Il était de règle, quand on se trouvait en présence des réactions hypérémiques et phlegmasiques du côté de la glande hépatique, d'administrer l'ipéca d'abord et de ne prescrire que le soir ou le lendemain le sulfate de quinine ; on reprenait l'action vomitive du premier de ces médicaments pour peu que la poussée congestive et fébrile ne rétrocédât pas. On admettait que l'administration de l'ipéca était utile et souvent nécessaire pour que la quinine pût exercer son action spécifique. L'explication était erronée, mais la pratique était heureusement efficace ; elle l'était d'autant plus qu'elle se produisait à une date plus rapprochée du début de la localisation hépatique et que les doses étaient plus actives et plusieurs fois renouvelées.

On agissait de même quand, au cours d'une fièvre continue ou sub-continue, les réactions intestinales s'exagéraient.

Au lieu d'être prescrit comme vomitif, l'ipéca était fréquemment employé à doses fractionnées ; on espaçait les prises du médicament pour en éviter l'action nauséeuse.

Les formules ont varié. Elles rentrent toutes plus ou moins dans celle que l'on a appelée l' « ipéca à la Brésilienne » et dont l'introduction dans la thérapeutique remonte à Pison et à Helvétius.

A. **Ipéca à la Brésilienne.** — La méthode d'Helvétius consiste à jeter le soir 150 à 200 grammes d'eau bouillante sur une quantité de 4 à 8 grammes de racine d'ipéca préalablement concassée. Le lendemain, on tire à clair cette infusion et elle se donne à jeun, par petits verres à liqueurs, de quart d'heure en quart d'heure. On doit conserver le marc de cette infusion et chaque soir, pendant trois, quatre, cinq jours et davantage, verser dessus, pour le lendemain matin, une même quantité d'eau bouillante.

Levacher indique que, pour certains malades, il modifiait le mode d'administration de la drogue : « Je me contentais d'un seul vomissement et je précipitais l'action de l'ipéca sur l'intestin à l'aide de thé pris chaudement, par petites tasses, de quart d'heure en quart d'heure. De cette façon, j'obtiens des selles fréquentes le premier jour, rares le second et nulles le troisième. »

Au lieu de la racine concassée, certains praticiens ont utilisé la poudre, sans rien changer par ailleurs aux autres détails de la préparation. D'autres, après avoir versé l'eau bouillante sur la racine concassée ou sur la poudre, l'ont fait bouillir pendant quelques minutes. Delioux recommandait cette courte ébullition, ayant reconnu à ce décocté une action irritante beaucoup moindre. C'est lui également, l'un des premiers, qui a fait connaître une pratique entrée dans les habitudes des médecins coloniaux français : celle d'ajouter à l'infusion soit du sirop d'opium, soit de la teinture d'opium, soit du laudanum, pour en faciliter la tolérance. Il insistait sur l'utilité de faire prendre l'infusion par petites cuillerées très espacées, de façon à éviter la révolte de l'estomac.

Bérenger, dans sa pratique au Sénégal et plus tard aux Antilles, avait pris l'habitude de recourir à une formule plus simple et d'une réalisation immédiate : il mettait dans une fiole de 150 grammes, 2, 3 et même 4 grammes de poudre d'ipéca sur laquelle on versait 100 grammes d'eau ordinaire à la température ambiante (25 à 30° aux colonies) ; on agite et on peut aussitôt commencer à en donner une dose aux malades.

Ces diverses formules, même celles qui se sont inspirées des indications de Delioux, en ajoutant à la drogue quantité plus ou moins grande d'opium, avaient une action forcément nauséeuse et même le plus souvent vomitive. C'est à Rogers et à ses élèves que l'on doit d'avoir préconisé des méthodes qui la suppriment et restreignent l'action purgative elle-même, effets déplétifs qu'ils nous ont appris à ne pas considérer comme nécessaires, bien qu'ils fussent recherchés par les anciens.

Rogers et, à son exemple et d'après ses leçons, les médecins anglais de l'Inde et de la Chine ont associé à la poudre d'ipéca de l'extrait d'opium ou ont fait précéder son ingestion de l'absorption de V, X et même XV gouttes d'opium, doses qu'ils renouvelaient dans la journée.

A l'heure actuelle, le décocté d'ipéca est généralement préparé et administré de la façon suivante :

Racine d'ipéca concassée......... 6, 8 ou 10 grammes.

Verser 250 grammes d'eau bouillante et laisser en contact vingt-quatre heures. Filtrer sur papier et administrer le soluté dans la journée par cuillerées espacées d'heure en heure. On préparera avec la même racine et dans les mêmes conditions une deuxième infusion à prendre le lendemain, puis une troisième pour le surlendemain.

Il est nécessaire d'en assurer la tolérance. Il faut, pour cela, suivant l'exemple du professeur Rogers, alterner les prises fractionnées de la potion brésilienne avec de l'extrait d'opium. La dose peut être de 10 à 12 centigrammes *pro die*. On débutera, une demi-heure avant l'ingestion de l'ipéca, par l'administration de deux pilules. Elles seront continuées d'heure en heure, comme l'infusion elle-même, de telle sorte qu'il y ait entre les prises d'opium et celles de l'ipéca, une demi-heure d'intervalle (1).

Les doses d'opium à prescrire pour obtenir la tolérance seront diminuées le deuxième et surtout le troisième jour.

La médication par l'ipéca, quand elle n'est pas trop tardivement instaurée, nous a paru suffire dans la moyenne des cas, pour la guérison des crises successives survenant du côté du foie au cours ou à la suite du paludisme.

(1) Chaque pilule d'opium est dosée à 1 centigramme.

Voici comment nous formulons les indications et les moyens de cette thérapeutique.

Dans les périodes aiguës (paroxysmes) qu'on peut considérer comme une fièvre grave à détermination hépatique, il faut utiliser la quinine et l'ipéca. La quinine employée seule est sans action (fig. 22).

L'ipéca sera prescrit sous forme de poudre, en potion, à doses variant de 1gr,25 à 2 grammes *pro die* ou sous forme d'ipéca à la Brésilienne. Ce médicament, ingéré à doses filées, devra être achevé assez tôt dans l'après-midi. Les heures de la soirée seront réservées à la quinine administrée en solution opiacée (1gr,50 en moyenne).

L'ipéca ne devra pas être suspendu avant le troisième ou le quatrième jour et sera repris le dixième ou le douzième jour de la maladie, à titre de cure complémentaire.

Il est une autre indication à remplir, c'est celle de la déplétion de l'intestin. Les apparences sont parfois trompeuses et il peut se faire, malgré des selles répétées, que le tube intestinal ne se vide pas : l'intestin présente une véritable contracture de ses parties supérieures.

Quand les déterminations intestinales ne produisent pas une véritable diarrhée, il faut la provoquer et l'entretenir par l'huile de ricin, médicament de choix. Le calomel a souvent été utilisé, particulièrement par les médecins anglais, pour répondre aux mêmes indications, mais il est moins anodin. Les purgatifs salins, même à faible dose, ne doivent pas être prescrits, car ils exagèrent la souffrance abdominale.

B. **Simaroubas et Kho-Sam.** — On peut considérer les Simaroubas comme des succédanés de l'ipéca (1).

Diverses formules en ont été données ; nous ne retenons

(1) Simarouba de Chine (ailanthe glandulane); Simarouba du Pérou (quassia Simarouba).

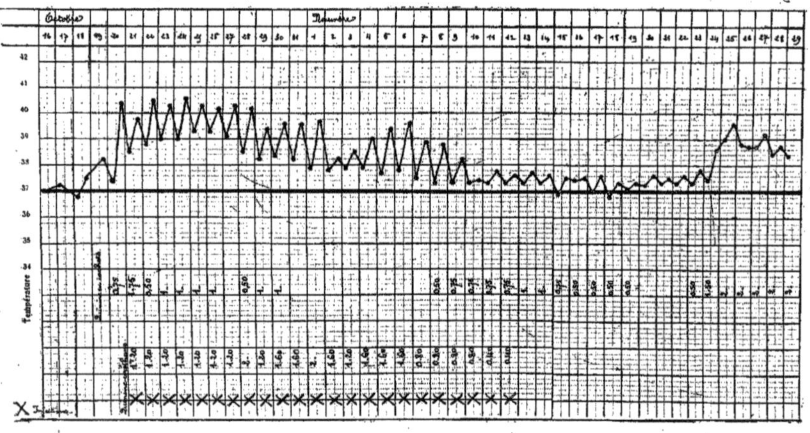

Fig. 22. — Amibiase. Action nulle de la quinine.

que la principale, celle du remède dit de Shang-Haï, acheté à très haut prix par la municipalité de cette ville :

Écorces de simarouba de Chine............	30 grammes.
Cannelle de Chine	30 —

Faire bouillir dans 3 litres d'eau jusqu'à réduction à un demi-litre. Laisser refroidir et filtrer. On ajoute au liquide ainsi obtenu, pour en assurer la tolérance, 3 cuillerées de

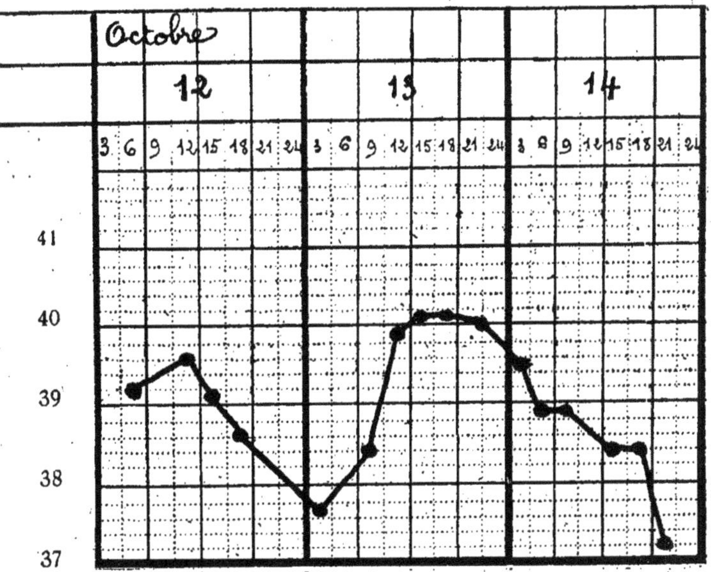

Fig. 23. — Paludisme. Amibiase associée. (Horaire des températures.)

bonne eau-de-vie et on achève de remplir une bouteille de trois quarts avec de l'eau versée sur l'écorce, dans le filtre. La dose à prescrire est, pour les cas moyens, de 3 petits verres par jour.

On peut préparer le même décocté avec du vin de Bordeaux étendu à moitié d'eau et fortement sucré. On obtient ainsi une formule qui est à peu de chose près celle du vin Étienne.

Formule Étienne :

Simarouba ou Colombo	10 grammes.
Quinquina	20 —
Racine d'ipéca	5 —
Teinture de cannelle	10 —
Vin astringent du Midi	1 litre.

Faire bouillir longuement trois à quatre heures à petit feu. Étienne prescrivait 2 fois par jour 100 grammes de cette préparation, deux heures avant chaque repas, pendant au moins quinze jours et, en moyenne, pendant un mois (1).

Les graines de Kho-Sam jouissent de propriétés analogues aux Simaroubas. On les utilise enrobées dans du miel, sous forme de pilules ou de comprimés.

C. **Ipéca et calomel.** — La médication à l'ipéca a été fréquemment réalisée par la formule dite les « pilules de Segond ».

Le but proposé est de réaliser, sans effet nauséeux, l'action anti-amibienne, tout en assurant la déplétion de l'intestin, le moyen employé l'association, sous forme pilulaire :

De l'ipéca	agent spécifique.
Du calomel	médicament purgatif.
De l'opium	appelé à agir comme calmant et à assurer la tolérance.

La formule donnée par Segond est la suivante :

Ipéca en poudre	40 centigrammes.
Calomel	20 —
Extrait d'opium	5 —
Sirop de Nerprun	Q. S. pour 6 pilules.

Voici la formule modifiée de Bourgarel :

Ipéca	1 gramme.
Calomel	1 —
Opium	5 centigrammes.

pour 8 pilules.

(1) Cette médication est préventive des rechutes de l'amibiase.

Segond faisait prendre les 6 pilules pendant deux à trois jours consécutifs et il en diminuait les prises les jours suivants, en abaissant progressivement les doses à 4 et, plus tard, à 2 pilules *pro die*.

Bourgarel donnait les 8 pilules pendant deux jours consécutifs, diminuait de moitié les deux jours suivants les quantités prescrites et maintenait les malades sous l'influence de la médication par l'administration prolongée de 3 à 4 pilules.

Il y a lieu de remarquer que le calomel associé à l'ipéca ne détermine que très rarement des accidents d'intoxication mercurielle.

D. **Émétine.** — Un autre médicament, avec l'ipéca, et mieux que lui, répond aux indications du traitement rationnel de l'hépatite : c'est l'émétine.

Son action est aussi active sur les déterminations amibiennes du foie que sur la dysenterie de même origine : elle réalise une action de spécificité anti-amibienne et antitoxinique aussi bien sur la greffe hépatique que sur l'amibiase intestinale.

Peu de jours après la première injection, très souvent le lendemain, la température, quand elle est fébrile ou sous-fébrile, s'abaisse. Les symptômes s'évanouissent : la douleur s'atténue, la matité hépatique diminue rapidement ; on peut suivre à la radiographie le retrait de l'organe et l'abaissement du diaphragme qui reprend sa mobilité normale. En même temps, la leucocytose et l'éosinophilie se modifient dans le sens de la guérison.

C'est à Rogers qu'est due l'introduction de cet alcaloïde dans la thérapeutique des amibiases.

Ses premiers essais furent des succès bien évidents ; les doses qu'il conseillait à cette date (1912) étaient relativement minimes : un demi-grain à un grain (3 à 6 centigrammes). Le sel employé était le chlorhydrate et il était dissous dans la solution saline normale.

Les règles actuellement admises sont les suivantes :

Le traitement doit être institué dès qu'il y a suspicion de greffe hépatique seule ou associée. On peut considérér comme la caractérisant toute poussée fébrile survenue en dehors des paroxysmes palustres quand elle s'accompagne d'hyperleucocytose et d'éosinophilie (1).

L'émétine doit toujours être administrée en injections sous-cutanées, par série de jours et à doses cumulées chaque jour.

Pour les cas de médiocre gravité, le traitement peut être formulé comme suit :

Pendant cinq jours, chaque matin, 6 centigrammes en injection ; pendant les cinq jours qui suivent, 4 centigrammes chaque matin.

Si la réaction est réellement inflammatoire, il faut forcer les doses et prolonger la série :

8 à 10 centigrammes chaque matin, pendant trois jours ;

6 à 8 centigrammes, les trois jours suivants ;

4 doses de 4 centigrammes, du septième au dixième jour.

Il ne semble y avoir à cette période de la maladie aucune contre-indication, sous réserve de ne pas dépasser les doses indiquées et de ne pas prolonger trop longuement la cure. Il apparaît, jusqu'à plus ample informé, que la dose totale de 1 gramme à 1gr,20, administrée en une dizaine de jours, constitue la dose maxima de sécurité.

Les injections d'émétine sont douloureuses au bout de quelques jours ; un petit pansement humide en atténue la douleur. Les régions les moins sensibles sont les deux hypocondres, l'abdomen et la région deltoïdienne. On alternera les points d'injection pour éviter au patient des souffrances trop vives.

Ces injections sont moins douloureuses et d'absorption plus facile quand les ampoules ont été préparées par tyndal-

(1) Quand dans le paludisme primaire et secondaire le foie est augmenté de volume, est sensible à la pression, en dehors et à distance des fièvres d'invasion et de réinoculation, on peut dire que l'amibiase est en cause; c'est le sort fréquent des coloniaux et surtout des militaires qui ont fait campagne hors l'Europe ou dans les régions balkaniques.

lisation ; il y aurait lieu de renoncer aux solutions stérilisées à l'autoclave.

A l'inverse des injections de quinine, les injections d'émétine n'ont jamais provoqué d'accidents nécrotiques ou suppuratifs.

Le traitement n'est pas complet du fait qu'on a coupé la fièvre hépatique et les réactions locales. L'amibiase ne peut être guérie que par des *stérilisations successives*. Il faut, au bout de dix à quinze jours, reprendre la même cure en recourant aux mêmes doses, en s'en tenant toutefois à celles indiquées pour les cas de moyenne gravité.

Le malade doit être prévenu qu'il reste exposé à des reprises de la maladie du côté de l'intestin ou du foie, souvent du côté des deux organes, il faudra que les mois suivants et parfois plus d'une année plus tard, il ait recours aux mêmes médications pour peu que les phénomènes diarrhéiques ou hépatiques, même frustes, reprennent (1).

Il faudra agir dès le début et avant que la fièvre ne se soit accentuée ; on évitera de la sorte une réelle rechute.

Il est aujourd'hui démontré, après les observations de Rogers, de Chauffard, de Marchoux, de Dopter, etc..., que si le chlorhydrate d'émétine est doué d'une efficacité incontestable sur l'amibiase, il ne met pas les malades à l'abri des rechutes de dysenterie ou d'hépatite amibienne.

C'est en partant de ces principes que les expérimentateurs ont recherché un médicament plus actif que l'émétine dont l'emploi amenât la destruction dans l'organisme des formes amibiennes émétino-résistantes.

(1) Nous avons rencontré un nombre considérable de ces amibiens qui avaient repris leurs occupations, étant considérés comme rétablis. En réalité leur santé était très précaire ; ils restaient soumis à des déterminations fébriles, irrégulières, à des catarrhes gastro-intestinaux récidivants; le malade est traité pour paludisme rebelle, des choses restent longuement à l'état; mais il est fort à craindre que ces malaises n'aboutissent aux accidents de la suppuration hépatique.

Des essais ont été tentés avec le novarsénobenzol ou ses homologues et plus récemment avec l'iodure double d'émétine et de bismuth.

E. **Sels arsenicaux.** — L'arsénobenzol a été préconisé par Ravaut et Krolunitski (1). Les auteurs pratiquent le traitement en séries de 10 injections intraveineuses de novarsénobenzol de 30 centigrammes, en mettant, entre chacune d'elles, un intervalle de deux jours. Pour intensifier le traitement, ils injectent parfois, chacun de ces deux jours, de 2 à 4 centigrammes d'émétine.

Cette méthode arsenicale et ce traitement mixte émétino-arsenical auraient donné des résultats supérieurs à ceux que donne la cure d'émétine.

Noc, en Cochinchine, n'a pas obtenu des résultats aussi favorables ; il ne voit, dans ce médicament associé à l'émétine, que l'avantage de rendre de grands services pour relever l'état général des malades (2).

Ravaut et Krolunitski recommandent, en outre, dans les formes latentes, l'emploi de capsules kératinisées de novarsénobenzol (5 à 10 centigr. par capsule), à prendre au moment des repas.

F. **Iodure double d'émétine et de bismuth.** — Low et Dobell ont expérimenté un nouveau produit : l'iodure double d'émétine et de bismuth (3).

Chaque nuit, on donne au malade une dose de 3 à 4 grains du médicament (20 à 25 centigrammes). Le traitement est poursuivi pendant 10 à 12 nuits consécutives. Une dose totale de 36 grains (2^{gr},30) est réellement efficace ; cette dose doit, dans certains cas, être portée à 42 ou 45 grains (2^{gr},75 à 3^{gr},35).

(1) Ravaut et Krolunitski, *Bull. Soc. Path. exotique*, 1916, n° 7. — *Paris Médical*, 6 janvier, 1917.
(2) Noc, *Bull. Soc. path. exotique*, 1916, n° 5.
(3) Low et Dobell, *The Lancet*, 1916, 19 août. — *British medical journal*, 1916, 4 novembre.

Ces médecins et, après eux et plus récemment, Lebœuf (1) déclarent que l'émétine administrée sous cette forme a généralement bien réussi, même lorsqu'un traitement antérieur par des injections de chlorhydrate d'émétine avait échoué.

L'émétine ou l'ipéca n'est pas tout le traitement des amibiases intestinales ou hépatiques.

Il est une ressource plus directe pour agir sur le foie : c'est la saignée locale au moyen de l'aiguille aspiratrice. Ce procédé est surtout employé pour la recherche du pus, mais nombreux sont les cas où des ponctions, sans résultat au point de vue de l'exploration, ont déterminé (aidées du traitement interne) un véritable arrêt de la poussée hépatique. On ne doit pas hésiter à les employer, à les répéter à titre de moyen médical, en dehors de toute idée d'intervention chirurgicale. Il faut ponctionner :

Pour agir sur le foie par une saignée locale ;

Pour pratiquer l'aspiration quand le pus sourd à l'extrémité de l'aiguille.

Cette saignée intra-hépatique a une action réelle et fréquemment constatée sur la rétrocession des poussées congestives.

On peut être tenté de conclure, en cas de ponction négative, à une erreur de diagnostic, mais cette déduction ne peut être soutenue que par ceux qui considèrent que l'hépatite amibienne n'est en cause qu'à la période où la collection purulente et nécrotique s'est formée.

Le traitement ne semble pas pouvoir sortir de cette double thérapeutique :

Ipéca (ou émétine) à l'intérieur ;

Saignées locales dans le foie ou au niveau de cet organe ;

Il y a lieu de le reprendre à chaque poussée nouvelle.

En cas de flux dysentériques concomittants, particulièrement quand ce flux peut se rapporter à d'autres causes

(1) Lebœuf, *Bull. Soc. path. exotique*, 1917, n° 3.

que l'amibiase, il est toujours utile de compléter la médication par une dérivation du côté de l'intestin.

Chez les amibiens, il y a fréquemment évolution simultanée de l'infection amibienne et d'un parasitisme très varié : lombrics, tricocéphales, lamblias, ascaris, trichomonas, etc...

Le traitement par l'émétine entraîne parfois la disparition de certains de ces parasites intestinaux, mais il faut presque toujours instituer le traitement de ces associations vermineuses par le calomel, la santonine, le semen-contra et autres parasiticides. Il faut se garder de certains antihelmintiques qui peuvent avoir sur le foie et l'intestin une action d'irritation et d'inhibition (thymol, par exemple).

Régime. — On a, pendant longtemps, attaché dans le traitement des amibiases la même importance au régime que dans celui des diarrhées spécifiques. Depuis que l'émétine est devenue d'un usage courant, on a appris que l'alimentation avait besoin d'une moins grande surveillance et que la sévérité des prescriptions alimentaires n'était pas nécessaire.

Le malade devra toutefois être nourri à des bouillons de légumes ou à du lait coupé, pendant la durée de la crise, mais, dans l'intervalle des paroxysmes, on peut lui permettre des œufs et des pâtes féculentes. Ce dont il faudra qu'il se défende jusqu'à la guérison certaine, c'est de l'usage du pain et de celui du vin ; les autres aliments ne présentent pas les mêmes inconvénients.

Il ne faut pas cependant perdre de vue que dans les amibiases récidivées, il s'établit progressivement une insuffisance hépatique et peut-être même une dyspepsie totale et que, par suite, les aliments gras, les viandes en sauce et les crudités doivent être proscrites.

CONCLUSIONS

L'endémo-épidémie qui frappe les armées en campagne dans les zones tropicales et sub-tropicales est faite de deux maladies juxtaposées et souvent associées : le paludisme et l'amibiase.

Cette dernière affection se retrouve pour l'ensemble dans un quart des cas et pour près de la moitié dans certains groupes.

Chez les malades où elle est en activité, elle complique le paludisme, le surcharge, le rend méconnaissable et il en devient particulièrement tenace et rebelle. C'est chez ces malades que l'on a multiplié *sans résultat* les injections interstitielles de quinine et c'est chez eux que l'on a, le plus souvent, observé des accidents post-quiniques.

Prophylaxie. — La prévention du paludisme peut être efficacement réalisée par la quinine, au printemps et à l'automne. Son action ne peut être qu'atténuante à la saison d'été, par suite de la virulence extrême de l'hématozoaire. A cette saison, il faut faire le *traitement préventif des rechutes* et non plus simplement la prophylaxie des atteintes.

Les groupes qui débarquent avant juin acquièrent, par suite d'atteintes frustes, une immunité relative qui est celle des troupes indigènes et des coloniaux.

En juillet, août et septembre, tout nouveau venu est condamné aux formes graves des endémies en cours.

Les travaux sanitaires n'ont d'efficacité qu'à long intervalle, mais il existe dans tous les pays tropicaux et subtropicaux des zones étendues qui ne sont que médiocrement insalubres. Leur salubrité résulte de la composition du terrain et de sa perméabilité ; tous les terrains calcaires, pour peu qu'ils soient assez vastes, peuvent être considérés comme n'étant pas malariens ou l'étant très peu comparativement aux terrains schisteux et imperméables.

Le pétrolage des mares et les procédés analogues, recommandables dans certaines régions et pour des surfaces restreintes, ne peuvent avoir qu'une médiocre efficacité en campagne de guerre.

La protection contre les anophèles paraît pouvoir être assurée chez des troupes en déplacement par l'emploi dans les gîtes d'étapes d'une tente appropriée remplaçant et suppléant la moustiquaire et, à défaut, par l'utilisation de liniments à base d'huiles essentielles ou de solutions étendues de nicotine. Les populations primitives emploient des procédés analogues (roucou et huile de carapa au centre et sud Amérique).

Pour éviter la dissémination des affections amibiennes, on devra veiller strictement à l'hygiène des feuillées et latrines et on organisera autour des prises d'eau une zone de protection qui les mette à l'abri de toute contamination fécale. Toute eau suspecte devra être bouillie. Les légumes et les crudités seront prohibés.

Traitement. — 1° Les manifestations du début de l'impaludisme sont très frustes à la période vernale. Il faut les dépister pour en instituer le traitement précoce.

Dans le paludisme franc, la quinine est efficace à condition d'être donnée à doses actives ($1^{gr},25$ à $1^{gr},75$), cumulées (prises journalières rapprochées), à des heures déterminées (vingt heures pour le paludisme quotidien, 20 heures et 6 heures pour le paludisme tierce). Le sel choisi devra être prescrit par série de jours (cinq à six dans le paludisme quotidien, huit à dix dans le paludisme tierce). La médication doit être *interrompue* pendant un temps d'une durée égale à celui de l'administration. La poudre de quinquina et les arsenicaux seront utiles pendant les périodes intercalaires.

En cas de déterminations gastriques, particulièrement dans les fièvres continues d'infection et de réinfection, la médication évacuante par l'ipéca et le calomel devra préparer et renforcer l'action de la quinine.

A moins de contre-indication, la quinine sera administrée par la voie digestive.

Dans les cas où l'on croirait devoir recourir aux injections, la préférence sera donnée à l'injection intraveineuse à dose de 40 à 50 centigrammes *pro die*. Les injections interstitielles ne seront pratiquées qu'occasionnellement et ne seront pas multipliées de façon à éviter les longues invalidations et les infirmités durables qui ont été la conséquence fréquente de leur usage abusif.

2° En cas d'*association amibienne* (25 p. 100 au minimum, 50 p. 100 dans certains groupes), il est indispensable d'entreprendre, dès les premiers jours, la cure de cette complication, concurremment avec le traitement quinique.

L'ipéca et plus encore l'émétine sont les seuls agents efficaces de traitement. L'émétine devra, de même que la quinine, être administrée par série de jours et à doses actives (50 centigrammes en six jours, 75 à 80 centigrammes en dix jours). Les doses seront cumulées et injectées totalement dans la matinée.

L'émétine, comme la quinine, n'assure la guérison que par stérilisation discontinue et répétée (2 à 3 cures au moins, espacées chacune de quinze à vingt jours).

Il faut savoir qu'il s'établit chez beaucoup de malades amibiens, en dehors de la guérison, des périodes prolongées de latence du parasitisme. Il est possible de faire cesser cette latence par une médication qui, agissant à titre d'épreuve, donne en cas de persistance de l'amibe une diarrhée glaireuse où elle se retrouve (1).

(1) Noc a préconisé le procédé suivant : 1° un lavement évacuateur de 500 grammes d'eau bouillie ; 2° après effet, un lavage de la solution suivante, thymol, 0gr,40, eau bouillie, 1000 grammes (lavement à conserver 50 minutes). Ce lavage provoque l'issue de mucosités dans lesquelles se découvriront les amibes. Il constituerait en outre l'avantage d'un traitement facile et inoffensif de la trocéphalose.

Les manifestations de l'amibiase intestinale et hépatique sont très frustes. Les médecins traitants doivent apprendre à les rechercher et à les reconnaître.

Il faut recourir à la cure thermale pour le traitement des accidents palustres et amibiens rebelles et tendant à la chronicité.

Certaines eaux minérales paraissent devoir en assurer la guérison :

a. Les *eaux arsenicales* sont à utiliser de préférence et notamment celles de La Bourboule pour guérir les états chroniques et anémiques imputables au paludisme.

b. Les thermes de Brides-les-Bains seront particulièrement efficaces pour les séquelles de l'amibiase. L'action de ces eaux sera complétée par une cure externe aux eaux de Salins-les-Moutiers placées dans le voisinage (1).

A portée de ces sources (La Bourboule-Brides) existent des sanatoria d'altitude sur lesquels il sera facile de diriger les convalescents.

(1) Les malades amibiens seront soumis au cours du traitement thermal à une médication préventive, par les pilules de Segond ; les palustres devront, pendant les premiers jours de la cure (5 à 6), prendre chaque matin 2 à 3 comprimés de quinine.

TABLE DES MATIÈRES

2990-17. — CORBEIL. Imprimerie CRÉTÉ.

www.ingramcontent.com/pod-product-compliance
Ingram Content Group UK Ltd.
Pitfield, Milton Keynes, MK11 3LW, UK
UKHW020351230726
13925UKWH00003B/1066